TRATAMIENTO DE ACTIVACIÓN CONDUCTUAL BA-IACC PARA LA DEPRESIÓN

TRATAMIENTO DE ACTIVACIÓN CONDUCTUAL BA-IACC PARA LA DEPRESIÓN

Paulo R. Abreu
Juliana H. S. S. Abreu

MANOLE

Título original en portugués: *Ativação comportamental na depressão*, 2020.
Traducción y revisión técnica al español: Olivia Gamarra
Cubierta: Ricardo Yoshiaki Nitta Rodrigues
Imagen: Freepik
Proyeto gráfico: Departamento Editorial da Editora Manole

CIP-BRASIL. CATALOGAÇÃO NA PUBLICAÇÃO
SINDICATO NACIONAL DOS EDITORES DE LIVROS, RJ

A145a

Abreu, Paulo R.
Tratamiento de activación conductual BA-IACC para la depresión / Paulo R. Abreu, Juliana H. S. S. Abreu ; [tradução Olivia Gamarra]. - 1. ed. - Santana de Parnaíba [SP] : Manole, 2021.
23 cm.

Tradução de: Ativação comportamental na depressão
Apêndice
Inclui bibliografia e índice
ISBN 978-65-5576-461-1

1. Depressão mental. 2. Depressão mental - Tratamento. 3. Terapia do comportamento. I. Abreu, Juliana Helena S. S. II. Gamarra, Olivia. III. Título.

21-69829 CDD: 616.8522
CDU: 616.89-008.441

Meri Gleice Rodrigues de Souza - Bibliotecária - CRB-7/6439

Editora Manole Ltda.
Alameda América, 876
Tamboré – Santana de Parnaíba – SP – Brasil
CEP: 06543-315
Fone: (11) 4196-6000
www.manole.com.br | https://atendimento.manole.com.br/

Impresso no Brasil | *Printed in Brazil*

Autores

PAULO ROBERTO ABREU

Behavioral Activation Trainner. Coordinador del Instituto de Análisis del Comportamiento de Curitiba (IACC). Doctor en Psicología Experimental por la Universidad de São Paulo (USP). Fué editor en jefe de la Revista Brasileira de Terapia Comportamental e Cognitiva (RBTCC). Autor de numerosos capítulos, artículos nacionales e internacionales sobre depresión, terapias conductuales contextuales y análisis del comportamiento.

JULIANA HELENA DOS SANTOS SILVÉRIO ABREU

Behavioral Activation Trainner. Coordinadora del Instituto de Análisis del Comportamiento de Curitiba (IACC). Doctora en Psicología Experimental por la Universidad de São Paulo (USP). Autora de numerosos capítulos y artículos nacionales sobre depresión, terapias conductuales contextuales y análisis del comportamiento.

Durante el proceso de edición de esta obra, fueron tomados todos los recaudos para asegurar la publicación de informaciones precisas y de prácticas generalmente aceptadas. Del mismo modo, fueron empleados todos los esfuerzos para garantizar la autorización de las imágenes aquí reproducidas. En caso que algún autor se sienta perjudicado, por favor entrar en contacto con la editora.

A lo largo de todas las viñetas clínicas, se utilizaron nombres ficticios para garantizar el anonimato de las personas atendidas. Del mismo modo, las informaciones de los diálogos fueron adaptados, para garantizar el secreto profesional y ético.

Los autores y los editores son eximidos de la responsabilidad por cualquier error u omisiones, o por cualquier consecuencia que devenga de la aplicación de las informaciones vertidas en esta obra. Es la responsabilidad del profesional, basados en su conocimiento y experiencia, determinar la aplicabilidad de las informaciones en cada situación.

Contenido

Dedicatoria

"Felicidades, hijo."
T. B. Abreu

Prefacio de la edición en español

La terapia de activación conductual (BA) no es nueva. Tiene sus orígenes en el análisis del comportamiento aplicado a la depresión, con formulaciones de Lewinsohn et al. (1976), donde fue aplicada por primera vez la "Agenda de Eventos Placenteros" (Lewinsohn & Graf, 1973). En un intento de trabajar con la retomada del contacto con reforzadores positivos luego de la pérdida que experimenta la persona con depresión, o cuando los reforzadores siguen estando presentes, pero la persona no tiene habilidades suficientes para retomarlos u obtener nuevos, o directamente ante la pérdida de efectividad de los mismos. El objetivo era claro, basados en el análisis del comportamiento y en la pérdida de la efectividad del reforzador, se presentaban al cliente una lista de 320 opciones de eventos placenteros, de los que tenía que elegir 160, que podrían ayudar al mismo a entrar en contacto con estímulos suficientes para que el estado de ánimo experimente una subida a niveles previos a la depresión. Esta intervención es el principal componente de la terapia conductual para la depresión, y con el tiempo tuvo algunas modificaciones como las sugeridas por Martell, Addis y Jacobson (2001) y Lejuez, Hopko y Hopko (2001). En la década del 90 recibe el nombre activación conductual (BA) dado por Jacobson et al. (1996), y el efecto pudo ser comprobado por diferentes estudios, incluído el clásico de Dimidjian et al. (2006), donde compara el efecto de componentes cognitivos en la terapia cognitiva de Beck et al., (1979), los conductuales y psicofarcológicos en el tratamiento de la depresión, obteniendo un resultado superior el componente conductual.

Este enfoque tuvo varios desarrollos: entre ellos la terapia conductual para la depresión de Lewinsohn et al. (1976), la activación conductual de Martell et al. (2001) y la activación conductual breve para la depresión de Lejuez et al. (2001).

Es aquí donde se presenta la evolución de este modelo, plasmado en el presente manual, el BA-IACC. Situados en el momento histórico de desarrollo de nuevos componentes terapéuticos de tradición conductual, las llamadas terapias de tercera generación o contextuales, traen formas distintas de trabajar aspectos presentes dentro de la dinámica de trabajo clínico con la persona con depresión. Los autores del manual manejan con maestría otros aspectos que forman parte del fenómeno y lo integran de manera coherente al modelo y la tradición conductual, logrando así un tratamiento complejo en donde el lector podrá aumentar su campo de conocimiento y dominio de las estrategias que los distintos enfoques contextuales nos ofrecen.

El trabajo con la agenda de actividades (columna vertebral del tratamiento) es presentado, pero la elección de las actividades se da como fruto de un trabajo previo de identificación de los valores del cliente, iniciando así la primera integración entre enfoques, acá con la terapia de aceptación y compromiso, propuesto inicialmente por Hayes, Strosahl y Wilson (1999). Éstos valores son fuentes potentes de reforzamiento positivo de mediano y largo plazo. Otro enlace de trabajo con este enfoque es aquel que se realiza para intervenir en la evitación pasiva experiencial, controladas por reglas verbales aprendidas durante las experiencias del cliente, entendidos de manera literal, y actuando fusionados con los mismos. Entonces es aquí cuando las intervenciones ACT se muestran útiles y aplicables a la conducta de la persona con depresión.

Otra novedad con respecto a la BA tradicional es el estudio y la intervención del papel del control aversivo en la disminución de la tasa de respuestas contingentes al reforzamiento positivo: la punición, la pérdida de efectividad del comportamiento operante y extinción operante, siendo éstas, en opinión de los autores, focos más importantes inclusive que aquellos orientados a la retomada de los reforzadores positivos, y en donde los comportamientos de evitación activa y pasiva se generan e intensifican. Todos estos análisis funcionales se realizan con el cliente, y trabajados con planillas de repertorios de nuevas conductas de afrontamiento,

En cuanto a otra clase de problemas, cuando el cliente presenta déficits en la habilidad de obtener los efectos de refuerzadores positivos de las relaciones interpersonales, los autores plantean el uso de estrategias de la psicoterapia analítica funcional (FAP) propuestos por Kohlenberg y Tsai (1991) y Kanter et al. (2009). Siendo la relación terapéutica el escenario ideal y el más accesible al terapeuta para observar y trabajar las habilidades sociales del cliente.

Siguiendo con las innovaciones del tratamiento están el análisis y la intervención en estímulos aversivos no contingentes, que ocurren en la indefensión aprendida (Maier & Seligman, 1976) con estrategias basadas en el análisis del contexto y recursos disponibles y déficits, tanto del cliente como del entorno.

El insomnio, síntoma presente en la mayoría de los casos de trastornos depresivos, también es abordado en este protocolo, aplicando estrategias basadas en la evidencia, como técnicas de relajación, control estimular, etc.

Cabe señalar que una gran riqueza del manual es la presencia de viñetas y casos clínicos, que ofrece al lector la oportunidad de *bajar* a la realidad del consultorio y del cliente con depresión las formulaciones teóricas y las aplicaciones de estrategias y técnicas específicas. Dentro de estas aplicaciones prácticas, el lector latinoamericano también podrá contextualizar situaciones y temáticas típicas de nuestra realidad social y cultural.

En fin, el tratamiento BA-IACC, se configura como uno de los más completos manuales de tratamiento para los trastornos depresivos, considerando los aspectos psicopatológicos, la utilidad de su clasificación dentro del DSM 5, el uso de instrumentos de medición para la evaluación del progreso, y todo lo que la psicología clínica y el modelo conductual con sus diferentes desarrollos y las consecuentes estrategias de intervención pueden ofrecer, tanto al clínico que recién se inicia, como al más experimentado, dando una oportunidad de saber cuándo y en qué momento del tratamiento aplicar la estrategia más adecuada, riqueza indiscutible de todo trabajo protocolizado y basado en la evidencia.

La vasta experiencia de los autores, Paulo Abreu y Juliana Abreu, tanto en su formación, experiencia en investigación, docencia y principalmente, sus prácticas clínicas, desembocan en este regalo a los clínicos que trabajamos diariamente, tratando de ofrecer el mejor tratamiento posible a nuestros clientes.

Dra. Olivia Gamarra, Ph.D
Presidenta de la Academia Paraguaya de Psicología Cognitivo Conductual. APPCC
Docente, Universidad Católica Nuestra Señora de la Asunción

REFERENCIAS

Beck, A. T., Rush. A. J., Shaw, B. F., & Emory, G. (1979). *Cognitive therapy of depression*. New York: Guilford.

Dimidjian, S., Hollon, S. D., Dobson, K. S., Schmaling, K. B., Kohlenberg, R. J., Addis, M. E., ... Jacobson, N. S. (2006). Randomized trial of behavioral activation, cognitive therapy, and antidepressant medication in the acute treatment of adults with major depression. *Journal of Consulting and Clinical Psychology, 74*, 658-670. DOI: 10.1037/0022-006X.74.4.658.

Hayes, S. C., Strosahl, K. D., & Wilson, K. G. (1999). *Acceptance and commitment therapy: An experiential approach to behavior change*. New York: Guilford.

Jacobson, N. S., Dobson, K., Truax, P. A., Addis, M. E., Koerner, K., Gollan, J. K. et al. (1996). A component analysis of cognitive-behavioral treatment for depression. *Journal of Consulting and Clinical Psychology, 64*, 295-304. DOI: 10.1037/0022-006X.64.2.295.

Kanter, J., Busch, A. M., & Rusch, L. (2009). *Behavior activation: Distinctive features*. London: Routledge.

Kohlenberg, R. J., & Tsai, M. (1991). *Functional analytic psychotherapy: Creating intense and curative therapeutic relationships*. New York: Plenum Press.

Lejuez, C. W., Hopko, D. R., & Hopko, S. D., (2001). A brief behavioral activation treatment for depression: Treatment manual. *Behavior Modification 25*, 255-286. DOI: 10.1177/0145445501252005.

Lewinsohn, P. M., Biglan, A., & Zeiss, A. S. (1976). Behavioral treatment of depression. In P.O. Davidson (Ed.), *The Behavioral Management of Anxiety, Depression and Pain*, (pp. 91-146). New York: Brunner/Mazel.

Lewinsohn, P. M., & Graf, M. (1973). Pleasant activities and depression. *Journal of Consulting and Clinical Psychology, 41*, 261-268. DOI: 10.1037/h0035142.

Maier, S. F., & Seligman, M. E. P. (1976). Learned helplessness: Theory and evidence. *Journal of Experimental Psychology: General, 105*, 03-46. DOI: 10.1037/0096-3445.105.1.3.

Martell, C. R., Addis, M. E., & Jacobson, N. S. (2001). *Depression in context: Strategies for guided action*. New York: W. W. Norton.

Prefacio Dr. Marcelo Panza

Este es un libro fundamental para todos los psicoterapeutas interesados en mantener su práctica clínica en la ciencia básica, con el propósito de ayudar a sus pacientes a hacer frente a los trastornos depresivos y recuperarse de ellos. En pocos trastornos se pueden tener resultados clínicos tan diferentes como en los trastornos depresivos, que van desde la muerte del paciente por suicidio hasta la remisión de sus síntomas. Por lo tanto, tener un tratamiento basado en evidencia y basado en procesos es esencial para lograr los mejores resultados y prevenir los más adversos.

Los trastornos depresivos son desafiantes. Aunque tienen una heredabilidad relativamente baja, alrededor del 35%, tienden a una alostasis, que desafortunadamente en muchos casos genera discapacidad y en algunas muertes por suicidio. Esto se debe al hecho de que todos sus síntomas pueden ser factores mediadores de estos resultados. Abulia, anhedonia, astenia, tristeza generalizada, déficits de atención, pensamiento y toma de decisiones, insomnio o hipersomnia, hipofagia, ideación suicida, inutilidad o evaluaciones de culpabilidad, todos estos fenómenos generan comportamientos de evasión, renuncia, aislamiento, inactividad, que aumentan los síntomas. Cada síntoma aislado puede generar comportamientos que afectan negativamente (es decir, aumentan) otros síntomas.

Al igual que con cualquiera de los 541 trastornos mentales reconocidos por la Asociación Americana de Psiquiatría (APA) en 2013, los trastornos depresivos no pueden estar seguros de su etiología. Conocemos factores, hipótesis etiológicas, aspectos funcionales, variables conductuales, neurológicas, endocrinas, inmunológicas y neuroanatómicas, así como genéticas. Si actualmente integramos todo lo que sabemos, por ejemplo, trastorno depresivo mayor, podemos decir que por fuera podemos observar, dependiendo del caso y no de manera excluyente, la pérdida de refuerzos, la falta de habilidades para obtenerlos, castigo, extinción operante, presentación no contingente de estímulos aversivos, todos estos factores que se pueden observar en el cuerpo humano con comportamientos de evitación pasiva, especialmente aislamiento e inactividad. En el interior, podemos observar agotamiento en monoaminas (serotonina, dopamina y norepinefrina), aumento del cortisol, aumento de las interleucinas (IL-6, IL-10, IL12, TNF-α), y anomalías neuroanatómicas, como si el cuerpo se estuviera preparando para resistir esta pérdida de refuerzos o bombardeo de estímulos aversivos, o, desde un punto de vista menos teleonómico, como si el cuerpo estuviera acusando todo este impacto sufrido. Lo que sabemos no es poco y nos permite acercarnos al trastorno y ayudar a los pacientes a reducir y, en la medida de lo posible, lograr la remisión de sus síntomas.

En este sentido, contamos con tratamientos psicológicos bien establecidos, dentro de los cuales, por sus resultados y por su apoyo en la investigación básica, destaca la activación conductual. El lector podría entonces preguntarse cuál es la utilidad, por lo tanto, de otro manual de tratamiento conductual de trastornos depresivos. Hay excelentes manuales y, en este sentido, no parece haber nada nuevo. Expusieron precisamente las razones por las que considero valiosa e insustituible el manual BA-IACC:

1. Considero de valor extremo el tratamiento que se da, en este libro, a un control aversivo. Cualquier terapeuta con entrenamiento conductual y cierta experiencia sabe que el castigo y la extinción juegan un papel central en la mayoría de los casos de trastornos depresivos. Estos son dos fenómenos que son ampliamente reportados como depresores, al generar evasión pasiva. La evitación pasiva es muchas veces el núcleo de la problemática del paciente, y abordarla, y que el mismo tratamiento, las sesiones, el terapeuta, las tareas para el hogar, sean todos estímulos discriminativos para afrontarla, permite obtener muy buenos resultados. Darle una mayor importancia al análisis y tratamiento del control aversivo que a la activación de por sí, es una contribución excelente de este manual, que tiene amplio sustento en la integración teórica, en la investigación y en la práctica.
2. Otro aspecto extremadamente interesante es el uso de componentes de la psicoterapia analítica funcional (FAP) en las sesiones. En la práctica clínica, es costumbre enfrentar el reto de aprovechar la mayor cantidad de tiempo en sesión, o con el problema de que hay una gran distancia entre lo que se dice dentro de la sesión y lo que se realiza fuera, no siendo suficiente psicoeducación y prescripción. Integrar y utilizar las contribuciones de la FAP para generar comportamientos que uno desea eliminar y no reforzar, para generar comportamientos de afrontamiento y reforzarlos, para reflexionar con el paciente sobre lo que ocurre en la sesión y su relación con el comportamiento fuera de ella, y cómo sería posible generalizar estos comportamientos de afrontamiento evocados y reforzados, es de gran utilidad para el terapeuta y el paciente.
3. También es interesante observar la atención prestada a un fenómeno generalmente dejado a un lado, por razones históricas obvias y cierre para-

digmático, ya que el conductismo: la indefensión aprendida, o en términos más conductuales, la presentación no contingente de estímulos aversivos. Es esencial que cualquier organismo vivo tenga control sobre estímulos aversivos y, a menudo y con respecto a muchos estímulos aversivos, imposible. Incluso se podría decir que las grandes construcciones culturales, como las religiones o ciertas posturas filosóficas como el determinismo, tienen su origen en esta experiencia desagradable. El efecto que ciertos estímulos aversivos ejercen al presentarse de manera no contingente suele ser altamente depresivo, y modificar las respuestas de escape generadas por la imprevisibilidad de la aversión, sustituyéndolas por otros afrontamientos, es uno de los mayores y más significativos logros que se pueden obtener en la terapia. Tomar nota de este aspecto generalmente descuidado en otros protocolos de activación conductual es el mérito de este libro.

4. Con respecto a la activación conductual, es muy interesante también la utilización de reforzadores específicos del paciente, en vez de actividades más generales, y para ello, la determinación y utilización de los valores de los pacientes es fundamental. La experiencia fenomenológica de los trastornos depresivos suele estar minada de estímulos aversivos. Todo lo que el paciente hace está saturado de los mismos, y estos suelen ser estímulos discriminativos para conductas de evitación, dejando al paciente aislado e inactivo. En la práctica de la activación conductual el terapeuta se enfrenta al desafío de lograr que las actividades se realicen, comiencen a generar los refuerzos que las sustentarán, y que afectarán positivamente en el ánimo del paciente. Romper el círculo vicioso de la anhedonia y la abulia puede tornarse un desafío mayúsculo, ¿cómo logramos que una persona realice conductas para las cuales obtiene castigos positivos y negativos? Los valores tienen una función de augmenting, es decir, modifican el valor de los estímulos relacionados, tornando estímulos aversivos en apetitivos, por lo tanto son de sumo valor para enfrentar la anhedonia y la abulia propia del paciente, y lograr que el paciente comience a estar más activo y menos aislado, y finalmente experimentar los resultados diferidos de esto en su estado de ánimo.
5. Como se comentó, uno de los problemas con los trastornos depresivos es que los síntomas se alimentan positivamente. Esto es especialmente cierto en el caso del insomnio. La disregulación neuroquímica, hormonal e inmunológica que genera privación del sueño la hace sobrehumana, en ciertas ocasiones, la tarea de enfrentarse también al resto de la sintomatología. Por lo tanto, es extremadamente útil que, a partir de este libro de

tratamiento, el insomnio se considere como un problema de relevancia a abordar.

6. Por último, han pasado muchos años desde que los doctores Paulo y Juliana Abreu combinaron investigación, formación y práctica clínica, y de esta combinación sólo pueden obtener los mejores resultados. Es difícil para un investigador tener experiencia práctica, o para un teórico estar abierto a nuevas pruebas o la integración de teorías, y aún más difícil para un terapeuta ser un jugador y productor de nuevos conocimientos. En el caso de los autores de este libro, encontramos esta particularidad, y esto le da a esta obra un valor aún mayor.

Doctor Marcelo Panza Lombardo, PhD.
17 de enero de 2020, Rosario, Argentina

Presentación

Los trastornos del estado de ánimo son los problemas de salud mental con las tasas de incidencia más altas de Brasil. La prevalencia es del 18,5% según los criterios del CIE-10 (Pacheco & Vieira, 2016). Hoy la población brasileña es de 210 millones de habitantes, según datos actualizados de IBGE publicados en 2019 (Proyección de la población de Brasil y las unidades de la federación, n.d.). Esto implica afirmar que más de 38 millones de personas cumplen con los criterios diagnósticos para los trastornos del estado de ánimo, incluidos los trastornos depresivos. Además, se presentan otros datos alarmantes: entre 2005 y 2015 la tasa mundial de suicidios aumentó aproximadamente un 22%, con un valor estimado de 10,7 suicidios/100.000 habitantes (Dallalana et al., 2019). Los episodios depresivos asociados con la depresión unipolar y bipolar son responsables de la mitad de las muertes por suicidio (Dallalana et al., 2019). Los estratos de depresión moderados a severos, sobre todo, requieren atención especializada dada la gravedad y la discapacidad, con esfuerzos interdisciplinarios de psicoterapeutas y psiquiatras clínicos. La depresión es ahora el trastorno mental más prevalente en clínicas privadas y atención pública.

En medio de este escenario histórico que siempre ha captado nuestra preocupación, nos encontramos con la activación conductual (BA), una modalidad contextual y funcionalmente orientada a la psicoterapia para la depresión. El primer contacto ocurrió en 2005. Entonces tuvimos la oportunidad de aplicar y escribir sobre este tratamiento, habiendo producido dos artículos que, para este libro, fueron configurados como seminales.

La primera fue sobre la vibrante historia de esta terapia, publicada en la revista Archives of Clinical Psychiatry (Abreu, 2006), del Instituto de Psiquiatría de la Universidad de São Paulo. La historia de BA se remonta a la primera generación de terapias conductuales y se extiende a través de la actual tercera generación, bajo el renovado interés de la comunidad científica. Hablar de la historia de BA es invariablemente hablar de la trayectoria de la terapia conductual en su conjunto. BA es la ingeniosa abuela de las terapias conductuales contextuales y goza de un enorme prestigio por ser designada como una de las primeras opciones de tratamiento psicosocial en la depresión según instituciones de renombre, como la División 12 de la American Psychological Association (Behavioral activation for depression, n.d.), el National Institute for

Health and Clinical Excellence (NICE, 2009), la Canadian Network for Mood and Anxiety Treatments (Parikh et al., 2016), así como la propia Organización Mundial de la Salud (Depression, n.d.).

En otro artículo publicado en el International Journal of Behavioral and Consultation Therapy (Abreu & Santos, 2008), formulamos algunos análisis de contingencias implicadas en la caracterización de algunos subtipos de depresiones, clasificados desde una perspectiva conductual, como los determinados por las puniciones, por la incontrolabilidad de los eventos aversivos y también por la extinción operante. La razón, detrás de todo el argumento, era poner de relieve cómo las contingencias de control aversivo podían disminuir la tasa de respuestas contingentes al refuerzamiento positivo (RCPR), un proceso conocido por llevar a la depresión. Esto se debe a que, incluso desde lo más alto en las publicaciones hasta ese año, todavía parecía persistir la idea entre los psicoterapeutas que hacer BA simplemente implicaba llevar a cabo un enriquecimiento de la agenda de actividades. Eso definitivamente no es BA. Al menos sería muy difícil justificar los resultados positivos de los casos en ensayos clínicos aleatorizados simplemente a partir de una propuesta de intervención basada en el aumento de las actividades simples. Por sorpresa, este artículo sigue siendo ampliamente referenciado por los principales grupos de investigación en el mundo, habiendo sido ya citado por autores como John Carvalho (por ejemplo, Carvalho, 2011; Roble, & Hopko,2011; Carvalho et al., 2011), Carl Lejuez (por ejemplo, Carvalho et al., 2011), Derek Hopko (por ejemplo, Carvalho, & Hopko,2011; Carvalho et al., 2011), Sona Dimidjan (por ejemplo, Dimidjian, Barrera Jr, Martell, Muñozy Lewinsohn,2011), Christopher Martell (por ejemplo, Dimidjian et al., 2011) y el propio genio creativo de BA Peter Lewinsohn (por ejemplo, Dimidjian et al., 2011). Este artículo contiene casi todo el razonamiento que dio lugar a este libro.

Nuestro interés en BA coincidió con la creación del Instituto de Análisis del Comportamiento de Curitiba (IACC) en 2006. Dimos en ese momento el primer curso de Terapias Conductuales Contextuales, cuando se unió la Dra. Juliana Abreu. Este curso fue el debut del instituto, y de una manera, anunció desde una edad temprana nuestro insistente interés, y de esta institución, por la aplicación de BA y otras terapias conductuales contextuales.

De alguna manera el público recibió con cierto entusiasmo la presentación de BA. En ese año, se había publicado un ensayo aleatorizado controlado con placebo, mostrando la eficacia y superioridad de BA en el tratamiento de la depresión moderada a grave, en comparación con la terapia cognitiva de A. Beck (Dimidjian et al., 2006). Hasta entonces, sólo había datos sobre la eficacia de los antidepresivos en el tratamiento de pacientes graves. Recuerdo que la difusión de estos datos en nuestros cursos causó gran interés entre los terapeutas conductuales.

Continuamos con el trabajo, y en 2008 abrimos el primer curso de capacitación en terapia conductual con énfasis en terapias de tercera generación, con un enfoque relevante en BA, terapia de aceptación y compromiso (ACT) y psicoterapia analítica funcional (FAP). Un poco más tarde añadimos terapia dialéctica conductual (DBT) a este arsenal de terapias, hasta entonces también desconocido para los terapeutas brasileños.

Fue un momento histórico vibrante para nosotros, y observamos en nuestra clínica y en la de nuestros estudiantes resultados positivos en la aplicación, especialmente de BA. Casos en los que la desesperanza del cliente y sus antecedentes de intentos de suicidio resultaban desestabilizadores, señalando un mal pronóstico, fueron sorprendidos con resultados positivos, aún con la evaluación más pesimista por parte del equipo. Desde entonces hemos ido adaptando, creando, probando y avanzando en el análisis de contingencias descritas en nuestro tratamiento. La clínica- escuela del IACC era un ambiente fructífero para la práctica y mejora de BA, siempre bajo nuestro escrutinio técnico.

La BA adaptada que aplicamos, en cierto modo, siempre se ha integrado con otras terapias de tercera generación, como FAP y ACT. Esto se debe a que, aunque utilizamos las directrices estándar de BA como intervención básica, siempre adaptamos el uso de concepciones, evaluaciones e intervenciones de otros sistemas de psicoterapia. En la depresión, por regla general, la comorbilidad con otros trastornos y problemas de conducta es grande. Nuestros clientes no sólo tenían comportamientos depresivos, sino también déficits y/o notables excesos de habilidades de interrelación. Del mismo modo, también trajeron una alta frecuencia de evitación experiencial. Y esa siempre ha sido la regla, casi nunca un estado de excepción.

Utilizamos de forma integrada intervenciones orientadas a ACT y FAP a lo largo del proceso técnico-clínico, siempre que la demanda del cliente justificara. También se han añadido las contribuciones de DBT a su tecnología en la gestión de crisis suicidas, aunque, en nuestra opinión, nos hemos esforzado por lograr un avance en la concepción basado en el análisis de contingencias, en consonancia con el objetivo de aumentar el RCPR.

Presentamos un capítulo con la primera versión de BA-IACC (Abreu & Abreu, 2015) en el libro Terapias comportamentais de terceira geração: Guia para profissionais. Esta publicación fue una versión preliminar de nuestro tratamiento, todavía llamado por nosotros "Protocolo IACC", para referirse al Instituto de Curitiba.

Pero el protocolo todavía merecía expansión. El tema del insomnio, por ejemplo, siempre ha sido muy importante para nosotros. Como regla general, nuestros clientes presentaron graves problemas de sueño que a menudo interferían con la mejora, mientras que también, cuando eran residuales, servían como un desencadenante para un nuevo episodio depresivo. Sensibles a todo esto, profundizamos y añadimos un componente de tratamiento del insomnio al protocolo original. La versión revisada fue publicada en la Revista Brasileira de Terapia Comportamental e Cognitiva en una edición especial sobre terapias conductuales contextuales (Abreu & Abreu, 2017).

En el I Encontro Internacional de Terapias Comportamentais Contextuais e Psiquiatria celebrado en la ciudad de Curitiba, hablamos por primera vez públicamente sobre BA-IACC aplicada a la depresión en la comorbilidad con insomnio. Ese año también intentamos organizarnos para dar una formación intensiva en BA de 4 días, que tuvo una buena aceptación nacional, después de haber dictado en muchas ciudades brasileñas, como las capitales São Paulo y Curitiba. La formación también requirió dos ediciones internacionales por invitación de Sensorium, afiliada al Instituto Albert Ellis de Nueva York: una en la Ciudad de Hernandarias y otra en Ciudad del Este, ambas en Paraguay.

Tuvimos feedbacks valiosos de profesionales que, mientras comentaban nuestra contribución, nos pedían que escribiéramos versiones que describieran nuestros casos clínicos también. Y así lo hicimos. El libro aquí presentado ha hecho justicia al aprendizaje transmitido por tantos clientes que nos han confiado sus mejoras y sus pocas esperanzas. Sí, mucho se había dejado fuera en las breves versiones publicadas en 2015 y 2017.

No fue suficiente llevar, más allá de la base técnica, la historia de estas relaciones terapéuticas que terminaron en un progreso clínico. Queríamos que otros terapeutas conductuales se beneficiaran de nuestra experiencia y la de nuestros estudiantes.

Los doctores Tito Neto y Cristiane Gebara tuvieron un papel decisivo en el apoyo al proyecto y motivarnos con la Editora Manole. Así nació el manual de BA-IACC para el tratamiento de la depresión. El manual aporta componentes valiosos y no negociables de otros manuales, pero presenta una sólida contribución al análisis de contingencias aversivas, integración con otras terapias conductuales contextuales, caracterización e intervención en crisis suicidas, insomnio, consultoría en equipo, además de traer un diálogo nuevo y actualizado con la psicopatología médica y la filosofía conductista.

Esperamos, por lo tanto, que esta propuesta de terapia pueda ser valiosa para los terapeutas, y la esperanza para los innumerables pacientes.

Paulo Abreu
Juliana Abreu
Curitiba/Brasil

REFERENCIAS

Abreu, P. R. (2006). Terapia analítico-comportamental da depressão: Uma antiga ou uma nova ciência aplicada? *Archives of Clinical Psychiatry, 33*(6), 322-328. https://dx.doi.org/10.1590/S0101-60832006000600005

Abreu, P. R., & Santos, C. (2008). Behavioral models of depression: A critique of the emphasis on positive reinforcement. *International Journal of Behavioral and Consultation Therapy, 4*, 130-145. doi: 10.1037/h0100838

Abreu, P. R. & Abreu. J. H. S. S. (2015). Ativação comportamental. In: J. P. Gouveia, L. P. Santos, & M. S. Oliveira (Eds). *Terapias comportamentais de terceira geração: Guia para profissionais* (pp. 406-439). Novo Hamburgo: Editora Sinopsys

Abreu, P. R. & Abreu. J. H. S. S. (2017). Ativação comportamental: Apresentando um protocolo integrador no tratamento da depressão. *Revista Brasileira de Terapia Comportamental e Cognitiva, 19*(3), 238-259. https://doi.org/10.31505/rbtcc.v19i3.1065

Carvalho, J. P. (2011). Avoidance and depression: Evidence for reinforcement as a mediating factor. PhD diss., University of Tennessee.

Carvalho, J. P., & Hopko, D. R. (2011). Behavioral theory of depression: Reinforcement as a mediating variable between avoidance and depression. *Journal of Behavior Therapy and Experimental Psychiatry, 42*(2), 154-162.

Carvalho, J. P., Gawrysiak, M. J., Hellmuth, J. C., McNulty, J. K., Magidson, J. F., Lejuez, C. W., & Hopko, D. R. (2011). The Reward Probability Index: Design and validation of a scale measuring access to environmental reward. *Behavior Therapy, 42*(2), 249-262.

Dallalana, C., Caribé, A. C., & Miranda-Scippa, A. (2019). Suicídio. In: J. Quevedo; A. E. Nardi; & A. G. Silva (Eds.). *Depressão: teoria e clínica* (pp., 123-132). São Paulo: Artmed.

Depression (n.d.). In World Heath Organization website. Retrieved November 21, 2019, from https://www.who.int/news-room/fact-sheets/detail/depression

Depression Treatment: Behavioral activation for depression (n.d.). In Division 12 of the American Psychological Association website. Retrieved October 2, 2017, from http://www.div12.org/psychological-treatments/disorders/depression/behavioral-activation-for-depression/

Dimidjian, S., Hollon, S. D., Dobson, K. S., Schmaling, K. B., Kohlenberg, R. J., Addis, M. E., et al. (2006). Randomized trial of behavioral activation, cognitive therapy, and antidepressant medication in the acute treatment of adults with major depression. *Journal of Consulting and Clinical Psychology, 74*, 658-670. doi: 10.1037/0022-006X.74.4.658

Dimidjian, S., Barrera Jr, M., Martell, C., Muñoz, R. F., & Lewinsohn, P. M. (2011). The origins and current status of behavioral activation treatments for depression. *Annual Review of Clinical Psychology, 7*, 1-38.

National Institute for Health and Clinical Excellence (2009). *Depression: The treatment and management of depression in adults.* London, UK: National Institute for Clinical Excellence.

Pacheco, J. L., & Vieira, M. E. B. (2016). Função, limites e dificuldades para o psiquiatra no trabalho junto a paciente com transtornos mentais em tratamento pelo médico não psiquiatra. In: E. C. Humes; M. E. B. Vieira; R. F. Júnior; M. Ma. C. Hubner, & R. D. Olmos (Eds.). *Psiquiatria interdisciplinar* (pp., 3-5). Barueri: Manole.

Parikh, S. V., Quilty, L. C., Ravitz, P., Rosenbluth, M., Pavlova, B., Grigoriadis, S., ... the CANMAT Depression Work Group. (2016). Canadian network for mood and anxiety treatments (CANMAT) 2016 clinical guidelines for the management of adults with major depressive disorder: Section 2. Psychological Treatments. *Canadian Journal of Psychiatry, 61* (9), 524-539. http://doi.org/10.1177/0706743716659418

Projeção da população do Brasil e das unidades da federação (n.d.). In Instituto Brasileiro de Geografia e Estatística website. Retrieved November 22, 2019, from https://www.ibge.gov.br/apps/populacao/projecao/index.html

Capítulo 1
Concepción conductual de la depresión

La propuesta etiológica conductual necesitaba explicar inicialmente en qué contexto y cómo se producirían los sentimientos de disforia de una persona con depresión. En este sentido, el esfuerzo del terapeuta conductual fue identificar las relaciones conductuales que el cliente estaría estableciendo con su entorno, especialmente social, en el contexto histórico y actual en el que ocurrirían los sentimientos. Éstos, en sus relaciones con otras conductas y el entorno son el foco de análisis en el contexto de la propuesta de psicología conductual.

De una manera más técnica, el emprendimiento científico conductual en la depresión necesitaba identificar las contingencias de refuerzo involucradas en la producción de estos sentimientos. Las contingencias de reforzamiento se refieren a un modelo teórico que describe las relaciones de interdependencia entre la conducta y su entorno, donde se identificaría el evento antecedente (también denominado estímulo discriminativo o S^D), la conducta y la consecuencia que produce. La conducta involucrada en una contingencia de refuerzo se denominó comportamiento operante (Skinner 1953/1968). Fue solo después del descubrimiento del refuerzo como consecuencia producida por el comportamiento operante de los organismos que estas relaciones pudieron ser descriptas en una formulación teórica. Este modelo también fue conocido como análisis funcional de la conducta o como modelo ABC (del inglés *antecedent, behavior, consequence*), originado en la investigación básica de laboratorio realizada por analistas experimentales de la conducta (Skinner, 1953/1968).

El análisis funcional de la depresión fue formulado por algunos autores analistas de la conducta, entre ellos y con gran protagonismo los doctores Charles Ferster y Peter Lewinsohn, en las décadas de 1960 y 1970, y más recientemente Neil Jacobson, en la de 1990.

LA DEPRESIÓN ES EL RESULTADO DE UN CAMBIO EN LA FRECUENCIA DE CONDUCTAS REFORZADAS POSITIVAMENTE Y CONDUCTAS REFORZADAS NEGATIVAMENTE

Charles Ferster dio un impulso a la comprensión de la depresión al ser un científico que aportó importantes contribuciones desde la investigación básica (por ejemplo, Ferster y Skinner, 1957). El fue un gran analista experimental de la conducta, habiendo sido uno de los destacados científicos que fundaron el *Journal of The Experimental Analysis of Behavior* (JEAB), la principal revista de investigación básica en el área.

En la década de 1970 publicó un artículo fundamental titulado "Análisis funcional de la depresión", en el que presentó en detalle una lectura conductual de los comportamientos depresivos (Ferster, 1973). El autor definitivamente se atrevió a trasponer el modelo de análisis funcional de la conducta para explicar el complejo fenómeno de la depresión. Su contribución es excelente, ya que ejemplificó cómo un principio básico observado en el laboratorio, el refuerzo y sus efectos en el comportamiento, podría explicar la depresión . Fester (1972) señaló que:

> "La primera tarea de un análisis conductual es definir la conducta de manera objetiva, enfatizando clases funcionales (genéricas) de desempeños que están de acuerdo con hechos que prevalecen en la clínica, cuyos componentes conductuales pueden ser observados, clasificados y cuantificados. Por lo que es posible descubrir, aplicando principios de comportamiento, el tipo de circunstancias que permiten aumentar o disminuir la frecuencia de determinados tipos de actuación. Finalmente, una explicación objetiva del fenómeno de la depresión puede ofrecernos un esquema de experimentación que nos permita medir fenómenos clínicos complejos de manera válida. Una descripción objetiva de la relación funcional entre la conducta de un paciente y sus consecuencias en el entorno físico y social permitirá identificar elementos efectivos de un procedimiento terapéutico que se pueden aplicar de forma selectiva y con mayor frecuencia". (pág. 85)

En su lectura, el autor destacó dos efectos sorprendentes del reforzamiento del análisis funcional del repertorio de un depresivo: la disminución de un conjunto de comportamientos asociados con el aumento de la frecuencia de otro conjunto.

Durante un episodio depresivo, la frecuencia de conductas reforzadas positivamente disminuiría . El refuerzo positivo consiste en producir un estímulo contingente a una respuesta dada (Skinner, 1953/1968). Y la disminución en la frecuencia de refuerzos positivos tiene la implicación de la disminución global relacionada en las actividades en las que el cliente estaba involucrado antes del episodio depresivo actual. Estas actividades se componen de conductas no depresivas, que pueden involucrar trabajo y estudios, interacciones sociales y familiares, actividades culturales, de ocio o deportivas. Luego, durante la depresión, los reforzadores positivos ya no se producirían en la misma tasa que normalmente se produce.

Para Ferster (1973), la definición de refuerzo positivo basada únicamente en su efecto operante (p. ej., Fortalecer una respuesta) no resalta el efecto de respuesta emocional que también se produce. Para la clínica conductual, este efecto es tan importante como el efecto operante, porque en la depresión, las personas enfermas tienen sentimientos crónicos y generalizados de disforia[1]. En su análisis funcional de la conducta depresiva, de una manera muy ingeniosa, el autor analizó la relación entre la conducta operante y la conducta emocional respondiente.

Es notable que los estímulos que refuerzan positivamente el comportamiento no depresivo también tienen la función de elicitar emociones con propiedades que provocan respuestas corporales, asociadas a lo que se informa como sensaciones consideradas "agradables" o "placenteras". El hecho es que además, el refuerzo positivo puede tener como efecto, bajo ciertos contextos, el aumento en la frecuencia de conductas que fueron seguidas por la producción de esta estimulación en el pasado (fortalecimiento de la respuesta), la provocación de conductas respondientes "agradables", y que por eso tendrían el efecto "antidepresivo" (Abreu & Santos, 2008).

Curiosamente, el efecto respondiente del refuerzo positivo también fue descrito por Skinner (1989) cuando señala que:

> "Una persona está bien consigo misma cuando siente un cuerpo reforzado positivamente. El refuerzo positivo da placer (...) Lo que es sentido de esta manera, da aparentemente, una fuerte probabilidad de acción y libertad de los estímulos aversivos. Nos quedamos "ávidos" por hacer cosas que han tenido consecuencias reforzadoras y "nos sentimos mejor" en el mundo donde no tenemos que hacer cosas desagradables. Decimos que estamos disfrutando de la vida o que la vida es buena." (pág. 83)

Es importante resaltar en este punto que la afirmación del efecto respondiente del refuerzo positivo no implica avalar la premisa de que todas las unidades de conducta que lo producen podrían ser auténticos ejemplos de producción de "placer". No todos los refuerzos positivos provocarán respondientes, como, por ejemplo, cuando escribimos un recordatorio en un cuaderno para asegurarnos de no olvidar algo. Por este motivo, no se tuvo en cuenta el efecto respondiente al formular el concepto de refuerzo positivo. Pero lo cierto es que

1 Los sentimientos de disforia es una clasificación formulada para resaltar el conjunto de sentimientos que normalmente ocurren en los trastornos depresivos, como la tristeza y la irritación. El término fue acuñado en oposición a los sentimientos de euforia, ligados a la manía e hipomanía en los trastornos bipolares (Sadock, Sadock y Ruiz, 2015).

en la gran mayoría de las experiencias humanas, cuando alguien declara que está sintiendo placer o satisfacción con alguna actividad, seguramente ese comportamiento estará bajo el control del refuerzo positivo.

Durante la depresión también hay un aumento concomitante en la frecuencia de conductas como rumiación, tristeza, evitación de actividades, llanto, pensamientos suicidas, falta de motivación y culpa, en comparación con las fases previas al desarrollo del episodio actual. Estos comportamientos producen refuerzo negativo – o están involucrados en relaciones contingentes con otros comportamientos reforzados negativamente- y por lo tanto aumentan en frecuencia. El refuerzo negativo es la producción de una eliminación contingente de estímulo a una respuesta (Skinner, 1953/1968).

Por ejemplo, ante una pelea con el jefe de trabajo, una persona depresiva podría experimentar de manera privada sentimientos de tristeza, tener pensamientos rígidos de autocrítica y salir de su trabajo antes de lo habitual, manifestando esta cadena de comportamientos reforzada negativamente, consecuente a la eliminación de la estimulación aversiva asociada con el jefe.

Este efecto lleva al cliente a aprender un complejo repertorio de conductas de fuga y evitación del contacto directo e indirecto con el jefe, como llegar tarde, faltar al trabajo, pasar la mayor parte del tiempo rumiando en el ambiente laboral, evitando la presencia de algunos compañeros de trabajo, solo por nombrar algunos. Estos comportamientos a menudo se enumeran como comportamientos que conforman los criterios planteados en los manuales de diagnóstico. El refuerzo negativo comúnmente produce "alivio" y rara vez algún sentimiento relacionado con la satisfacción o el placer.

Ferster (1973) señaló que normalmente el repertorio de la persona depresiva es por este motivo pasivo, en el sentido de que está orientado a evitar situaciones aversivas. Acuñó el término "evitación pasiva" para un comportamiento reforzado negativamente que no altera consistentemente el entorno social aversivo. Como ejemplo de este tipo de comportamiento son las frecuentes quejas de los depresivos. En este sentido, sería una actitud pasiva el comportamiento de un cliente que solo se queja con sus amigos de sus problemas. U otro, un cliente que se queja ante sus amigos de su esposa, acusándola de ser insensible, injusta o egoísta, pero que nunca ha hecho nada para cambiar el comportamiento de su pareja. Probablemente el conflicto conyugal se evitó por temor a represalias, como la amenaza de separación.

Las quejas y solicitudes de ayuda son evitaciones pasivas, muy frecuentes en el repertorio depresivo. Según Ferster (1973), la queja se produce cuando actuaciones similares han producido refuerzo en el pasado, hay una estimulación aversiva presente (p. ej., No hay refuerzo por parte de la esposa) y todavía hay una ausencia de habilidades más efectivas que promoverían el cambio. Así sería con los depresivos.

El origen del aprendizaje de la queja se dio en un historial de comportamientos similares que tuvo el cliente en el pasado, y que tuvieron consecuencias relevantes. Una persona que le pide a otra que cierre sus puertas cuando se va, puede haber visto reforzado este desempeño por los miembros de su familia que respondieron a la solicitud. En este sentido, sería una pequeña queja reforzada negativamente por el comportamiento del otro. El conjunto de estos pequeños aprendizajes explicaría el moldeamiento de la queja genérica ante diferentes situaciones aversivas. Sin embargo, si esa misma persona, ahora en depresión, se queja de su esposa a sus amigos, es poco probable que este comportamiento produzca algún cambio que apunte a una solución más efectiva al problema.

Quizás una conducta activa alternativa sería que el cliente describiera cortésmente el abuso directamente a la pareja, solicitando cambios de conducta apropiados. Esta sería una evitación "activa", de igual manera reforzada negativamente, pero que cambiaría el comportamiento crítico de la esposa a mediano y largo plazo. Esto sucedería si ella se movilizara para cambiar, tratando de comportarse de otra manera. En este sentido, se utilizó el adjetivo "activo" para indicar un cambio de comportamiento relevante. Por lo tanto, el repertorio activo estaría formado por desempeños que eliminen, alteren o escapen de la situación aversiva (Ferster, 1973).

Los contextos aversivos conducen al aprendizaje de conductas de escape y evitación pasivas como estrategia para preservar el organismo. En su análisis, Ferster (1973) señaló que es bastante difícil aclarar si una persona depresiva se queja con frecuencia de algo debido a la ausencia de un comportamiento reforzado positivamente, o si las contingencias del control aversivo competirían con la aparición de comportamientos reforzados positivamente.

Su análisis concluyó afirmando que el tratamiento de la depresión debería implicar principalmente cambiar las condiciones aversivas que previenen la aparición de un comportamiento reforzado positivamente.

PROCESOS INVOLUCRADOS EN LA DISMINUCIÓN DE LA TASA DE RESPUESTAS CONTINGENTES AL REFORZAMIENTO POSITIVO (RCPR)

Aunque las contribuciones de Ferster fueron fundamentales en el área, se atribuye a Peter Lewinsohn la creación de BA en la década de 1960. En ese momento, el tratamiento todavía se conocía con el término genérico de "terapia conductual para la depresión". Lewinsohn promueve avances en la concepción de la depresión. Ferster nunca fue psicoterapeuta, pero Lewinsohn, por el contrario, desarrolló una gran parte de la BA a partir de su práctica clínica y la de sus estudiantes en la Universidad de Oregon (Dimidjian et al., 2011). En nuestra opinión, este autor fue definitivamente el nombre más importante en el campo.

Lewinsohn, Biglan y Zeiss (1976) acuñaron el término tasa de respuestas contingentes al reforzamiento positivo (RCPR; del inglés, *response-contingent positive reinforcement*) para enfatizar no exactamente el refuerzo positivo en sí mismo, sino más bien los repertorios no depresivos que producen y mantienen determinados reforzadores. Con este concepto se evidencia el comportamiento en contexto. Sin embargo, esta concepción de la depresión aún requerirá una observación sobre el efecto del refuerzo positivo.

El motivo del contacto con reforzadores positivos no se da porque resulte en experiencias repetidas de placer. Primero, porque el contacto regular con reforzadores positivos no sería posible en todo momento, y segundo, incluso si eso fuera posible, un mundo hedonista no sería necesariamente un mundo libre de depresión (Kanter, Bush & Rush, 2009). Así, para un cliente alcohólico, por ejemplo, no sería productivo incentivar el consumo de bebidas, aunque el alcohol puede ser un estímulo reforzador positivo en algunas circunstancias. Asimismo, en la terapia se hablaría de actividades asociadas al consumo de alcohol, como ir a bares y la compañía de amistades relacionadas con el alcohol.

Decir que la producción de refuerzo positivo es importante se refiere más bien al desarrollo de repertorios saludables que pueden traer mejores cambios a mediano y largo plazo en la vida del cliente. Para este mismo cliente, sin duda alguna, desarrollar nuevas amistades no relacionadas con el alcohol sería uno de los objetivos de la terapia. Y, a menudo, las nuevas amistades, así como las nuevas actividades sociales involucradas, no producirían reforzadores positivos a corto plazo. Los nuevos compañeros de este cliente al principio pueden verse como aburridos, distantes o indiferentes. De ello se desprende que las habilidades necesarias para la convivencia “natural” pueden tardar mucho en desarrollarse, como aprender a iniciar y mantener una conversación interesada sobre temas no relacionados con el alcohol. En el proceso, los comportamientos sociales se volverían más sensibles a los reforzadores sociales proporcionados por los nuevos amigos. Este hecho comúnmente conduce al retraso en el aprendizaje de nuevas actuaciones reforzadas positivamente.

Lewinsohn et al. (1976) aún avanzaban en la concepción del papel del refuerzo positivo en la depresión cuando analizaron tres procesos responsables de la reducción de RCPR. Esta perspectiva teórica de los autores parece basarse en el análisis funcional de la conducta depresiva, al abordar los tres componentes que forman la contingencia del reforzamiento, es decir, el antecedente, la conducta y su consecuencia.

Lewinsohn et al. (1976) explican que al principio podría haber una pérdida del efecto reforzador de las consecuencias de la conducta. En este punto, el análisis de los autores enfatiza el tercer componente de contingencia, cuando enfatiza la disminución de la susceptibilidad al estímulo reforzador positivo. Este efecto se puede ver en la falta de motivación del depresivo para iniciar y continuar determinadas actividades. La marcada disminución del interés o el placer en casi todas las actividades la mayor parte del día (DSM-5; American Psychiatric Association, 2014) está relacionada con la pérdida del efecto de refuerzo. Así, por ejemplo, un depresivo ya no estaría interesado en sus actividades semanales (o incluso no participaría en la misma frecuencia), como visitar a amigos o asistir a eventos familiares. Esto se debe a que las consecuencias producidas pierden su efecto reforzador positivo sobre la conducta no depresiva.

En segundo lugar, podría haberse producido un cambio en el entorno del individuo, de modo que los reforzadores habituales ya no estuvieran disponibles (Lewinsohn et al., 1976). Aquí el análisis se centró en el antecedente, es decir, en el control de los estímulos a la respuesta efectiva que produce el refuerzo. Habría un cambio en el ambiente, de modo que la ocasión para la emisión del comportamiento ya no estaría disponible . Una mudanza de la ciudad natal, en la que los amigos y la familia ya no estarán presentes, o la muerte de un ser querido podrían explicar la reducción en la tasa de RCPR.

En tercer lugar, los reforzadores seguirían estando en el entorno, pero el individuo no tendría las habilidades para poder producirlos (Lewinsohn et al., 1976). Dentro de la representación de la contingencia de reforzamiento, se prestó atención en este punto al segundo eslabón del análisis funcional, el "comportarse". La inserción en entornos sociales requiere habilidades complejas del individuo, como la empatía, la asertividad o el aprendizaje de conductas vulnerables, como la autorrevelación o el desahogo (Cordova & Scott, 2001; Kohlenberg & Tsai, 1998).

Hablar de RCPR también plantea otra pregunta. El terapeuta conductual generalmente no trabaja con la conducta, sino más específicamente con las regularidades de la conducta. Nada más lógico. Si estamos abordando un comportamiento reforzado positivamente, necesariamente hablaremos de incrementar su frecuencia en el tiempo, es decir, la repetición de este desempeño que se ha fortalecido. Y esta repetición conduce a la regularidad en la producción de reforzadores positivos, un proceso que ocurre gradualmente durante el curso del tratamiento.

En la depresión, el terapeuta de BA está interesado en analizar los aumentos de las regularidades de la conducta no depresiva (Kanter et al., 2009). De esta observación se desprende que se necesitará tiempo para moldear y una buena persistencia para que se produzca el efecto antidepresivo de los reforzadores. Por lo general, el cliente deprimido es muy poco sensible al lento progreso hacia la mejora. El cliente en general está rodeado por un contexto rico en estimulación aversiva. Cabe recordar que sus conductas no se adaptaron a los cambios ocurridos en el entorno social, lo que lo llevó a la depresión (Ferster, 1973). Por lo tanto, se esperaría que el cliente fuera más sensible a prestar atención a eventos negativos, comparando, por ejemplo, su progreso de mejora "glacial" con el de un conocido que rápidamente "superó" la depresión. Esta característica explica el limitado repertorio de atención, generalmente centrada en eventos negativos, lo que, en consecuencia, genera más quejas y desesperanza.

Las tasas de respuesta también deben sensibilizar al terapeuta sobre la necesidad de desarrollar una variabilidad de las habilidades y, por lo tanto, de producir reforzadores positivos diversificados (Kanter et al., 2009). En nuestra concepción, un repertorio adecuado de conductas no depresivas debe involucrar varias áreas importantes de la vida del cliente, siempre de acuerdo con sus valores personales, como las relaciones laborales, el estudio, el ocio, las relaciones de amistad, el amor romántico o el deporte. Cuanto más diversificado sea el repertorio, mayor será la probabilidad de mejora y resultado positivo del tratamiento. Esto también reduciría la posibilidad de una recaída futura. Es el contacto con fuentes de reforzamiento estables y diversas lo que, en última instancia, mantiene estables los repertorios de salud psicológica (Kanter et al., 2009).

UNA CONCEPCIÓN DEL TRATAMIENTO PARA LA DEPRESIÓN: CONTRIBUCIÓN DE P. LEWINSOHN A LAS INTERVENCIONES

La formulación de la evaluación funcional a partir de los contextos de pérdida de la eficacia del reforzador, de la interrupción de su disponibilidad y de la falta de repertorio, originó la creación de la Agenda de Eventos Placenteros, instrumento utilizado como escala y también como intervención psicoterapéutica. La agenda fue creada con el objetivo de restaurar el RCPR (Lewinsohn & Libet, 1972; Lewinsohn & Graf, 1973). En él, la persona debe seleccionar 160 opciones de eventos placenteros de una lista de 320 eventos sugeridos (p. ej., "Escuchar chistes", "Estar en el campo", "Ir a un concierto de rock", "Ir a un evento deporte"). Las opciones de actividades incluyeron áreas como entretenimiento, excursiones, interacciones sociales, deportes y juegos, educación, actividades domésticas, pasatiempos, salud, entre otras. Este "menú" de actividades también se ofreció con el objetivo de poner en contacto a la persona con depresión con una variedad de opciones, ya que normalmente reportan pocas actividades reforzadoras.

Al completar la agenda, los encuestados puntuaban en dos escalas de 3 puntos cada una, una relacionada con la frecuencia de ocurrencia en el último mes (no sucedió, sucedió pocas veces, sucedió a menudo) y la otra al placer subjetivo (no placentero, a veces placentero y muy agradable). El cálculo final se produjo a partir de dos puntuaciones: frecuencia (el promedio de todas las frecuencias marcadas) y placer subjetivo, obtenido al multiplicar la frecuencia y el placer subjetivo medidos en cada ítem.

Al final de este proceso, se seleccionaban las diez actividades que tuvieron un efecto reforzador positivo. El refuerzo produciría un efecto antidepresivo. El uso de la agenda con adaptaciones (Martell, Addis & Jacobson, 2001; Lejuez, Hopko y Hopko, 2001) es el componente principal de la terapia conductual en la depresión. En la década de 1990, la concepción conductual de la depresión y la agenda guiada por ella obtuvo el nombre de " activación conductual" (Jacobson et al., 1996).

CONTRIBUCIONES DE N. JACOBSON AL ANÁLISIS DE LOS REPERTORIOS DE EVITACIÓN PASIVA

En la década de 1990, Neil Jacobson presentó una extensa investigación sobre terapia conductual y cognitiva para la depresión . Desafortunadamente, el autor murió a principios de 1999, pero el legado de su trabajo y sus antiguos alumnos sigue influyendo en el pensamiento moderno en la terapia conductual y cognitivo conductual. Jacobson et al. (Martell et al., 2001) dieron especial énfasis al papel de los repertorios de evitación pasiva en el mantenimiento del comportamiento depresivo, llamándolos "comportamientos de afrontamiento secundario".

La jubilación puede ser un evento que lleve a una persona a desarrollar un amplio repertorio de problemas secundarios. Alguien que ha tenido una vida estrechamente ligada al trabajo y ahora tiene pocos reforzadores positivos desarrolla un repertorio de evitación pasiva . Teniendo en cuenta que esta persona ya no verá a sus amigos del trabajo que reforzaron un amplio repertorio, ya sea en conversaciones, en el compañerismo en las tareas laborales, en comidas conjuntas o en programas extra laborales. Otros repertorios controlados por los reforzadores existentes en el trabajo, o indirectamente asociados a él, como el estatus profesional, social y económico, normalmente dejan de existir después de la jubilación. De la misma manera, en una sociedad marcada por la valorización de la posición socioeconómica, un individuo que deja de trabajar tiene su comportamiento constantemente castigado, ya sea por miembros de la familia o por la sociedad de manera más amplia. El retiro del jubilado en general se ve como "no tener nada que hacer", "vagancia", pérdida de poder adquisitivo, debilidad física y/o vejez. Como regla general, otros comportamientos no relacionados con el trabajo son raros, el repertorio se reduce. Las actividades que producían satisfacción an disminuído. Habiendo pasado la mayor parte del tiempo envuelto en las actividades laborales, es común que el jubilado no haya aprendido a ocupar su tiempo con otras actividades como la pequeña empresa, las aficiones, el deporte o el ocio.

El resultado es tristeza, pérdida de energía y cambios bioquímicos en el cerebro, como la deplección de monoaminas (p. ej., serotonina, dopamina, norepinefrina). Así, la persona comienza a volverse más retirada en la casa, evita a los demás y rumia con gran frecuencia, desarrollando conductas de evitación pasiva que lo mantienen crónicamente en depresión .

El mérito de Jacobson y sus colaboradores fue el de organizar las ideas de Ferster y Lewinsohn en un modelo exhaustivo y parsimonioso, fácil de entender para los médicos y los investigadores. Su aporte no llegó en el sentido de haber formulado algo realmente original, sino de haber logrado avanzar en la sistematización de la concepción conductual de la depresión. Su principal legado fue que relanzó la terapia conductual como una alternativa psicosocial confiable en el tratamiento de la depresión. La mayor contribución, a nuestro juicio, provino de los diversos estudios que publicó sobre BA, que se describen a continuación.

Capítulo 2

Una filosofía de la ciencia del comportamiento aplicada a la depresión

Todo emprendimiento científico serio en psicología debe presentar necesariamente principios organizadores que orienten cómo concebir el fenómeno psicológico, es decir, cómo producir conocimiento y cómo aplicarlo. Esto se debe a que la consistencia de la forma de trabajar puede derivarse directamente de cuanto los científicos se mantienen fieles a los principios rectores planteados, dando coherencia conceptual y mayor alcance al desarrollo del proyecto científico. La activación conductual (BA) tuvo a lo largo de sus muchas formulaciones, diferentes filosofías que las fundamentaron. Como ejemplos citaremos el conductismo radical, implícito en la propuesta de BA de Ferster (1973) y Lewinsohn et al. (1976), el contextualismo funcional descrito en Martell et al. (2001) y Kanter et al. (2009), y la ley de igualación adoptada en el BA de Lejuez et al. (2001).

En común, todas estas filosofías traen como recorte del análisis del fenómeno psicológico, las relaciones que la conducta mantiene con el entorno. Las nuevas propuestas filosóficas percibidas en los años noventa, como el contextualismo funcional, fueron seleccionadas por algunos autores por su cercanía al conductismo radical.

El adjetivo radical que se le da a este tipo de conductismo proviene de "raíz", al contrario de lo que podría sugerir la palabra "radical" (por ejemplo, inflexible y / o intolerante en las convicciones), en el sentido de que la conducta es lo más fundamental para explicar el fenómeno psicológico, entendido contextualmente en su interacción con el entorno, por sobretodo social.

Este capítulo tiene la intención de introducir la perspectiva filosófica del manual de BA formulado en este libro. Esta propuesta de BA fue desarrollada por nosotros en el Instituto de Análisis del Comportamiento de Curitiba (IACC) durante más de 15 años y tiene en el artículo de Abreu y Santos (2008) el núcleo de una gran parte de su fundación. A partir de este punto, nos referiremos a nuestra propuesta como BA-IACC, manual integrado[2].

2 En adelante mencionaremos BA-IACC cuando hagamos referencia a la activación conductual del manual contenido en este libro, y BA cuando mencionamos la propuesta de otros autores o, aún así, como descripción genérica de este sistema de terapia.

Observamos como importante, y como nuestra primera tarea, caracterizar el conductismo radical con la filosofía fundamental de BA-IACC.

LOS COMPROMISOS ONTOLÓGICOS DE LA FILOSOFÍA QUE SUBYACE A BA-IACC

El compromiso ontológico de una propuesta filosófica en psicoterapia concierne a la forma en que esta tradición entiende el fenómeno psicológico. La psicología como ciencia ha traído dos grandes grupos de tradiciones: el dualismo y el monismo.

El dualismo dividió el fenómeno psicológico humano en dos ámbitos, el primero relacionado con el mundo físico y el segundo relacionado con los procesos denominados mentales. En este sentido, en el dualismo, la causa de la conducta humana estaría en una dinámica mental que tendría sus propias leyes. Los enfoques cognitivos forman parte de esta propuesta en la psicología clínica, entendiendo que los pensamientos distorsionados, o malas interpretaciones de la realidad, llevarían a comportamientos sintomáticos observables. Por lo tanto, las variables críticas que determinarían los comportamientos residirían dentro de la persona. Las propuestas más actuales de las psicologías dualistas vieron en el cerebro, en sintonía con las ciencias naturales, la posibilidad de fundamentar sus constructos teóricos. Este también ha sido el caso de algunas propuestas de terapia cognitiva aplicada a la depresión (Beck, 2008).

En cuanto a las tradiciones monistas en psicología, no habría dos ámbitos en la explicación de la conducta humana. No habría mundo mental ni mundo físico del cuerpo, siendo esta división simplemente arbitraria para conveniencia del investigador. En este sentido, los fenómenos internos no tendrían ningún estatus causal diferente, ni responderían a ninguna ley diferente. La psicología debe seguir los pasos de las ciencias naturales e investigar variables con dimensiones en el tiempo y el espacio, entendiendo al individuo como un todo, indivisible. La principal tradición monista en psicología fue el conductismo, siendo la más notable el conductismo radical de Skinner (1953/1968; 1974/1976).

El conductismo radical aporta una comprensión diferenciada de la psicología, porque, a diferencia de otras tradiciones basadas en el dualismo de mente y cuerpo, entendió que la conducta sería el objeto legítimo de estudio de la psicología. El concepto de comportamiento formulado es clave dentro de esta propuesta, ya que involucra fenómenos observables, pero también subjetivos, como sentimientos, recuerdos, creatividad, toma de decisiones y pensamientos. Utiliza la introspección y la interpretación de estos eventos subjetivos (Dittrich et al., 2009), pero entiende que los procesos de aprendizaje involucrados ocurren en relaciones dependientes del contexto, más específicamente, en interacción con otros.

Considere una pequeña analogía para comprender mejor el concepto conductista de comportamiento. Imagínese dos tipos de teléfonos, uno es el teléfono inventado por Alexander Graham Bell y el otro es un *smartphone* moderno y de última generación.

Imagínese que en la época de Graham Bell, considerado por muchos como el inventor del teléfono, se pudiera fabricar un *smartphone* como los actuales. Recordando que el concepto del parato telefónico de esa época tenía como única función realizar y recibir llamadas.

Actualmente es posible tomar fotos con un *smartphone*, programar citas, controlar gastos, hacer cálculos, apostar, acceder a internet, ver videos, tener la posibilidad de pagar una factura o tener una videoconferencia con muchas personas. El límite de las posibilidades de funciones de un *smartphone* solo está delineado por la gama de aplicaciones disponibles.

Ambos dispositivos, viejos y nuevos, podrían definirse como un teléfono, pero esto es particularmente así para nosotros que vivimos en el momento actual de la historia tecnológica. Para Graham Bell, por lo que su tiempo le permitió, podría no ser posible clasificar un smartphone como un teléfono, al menos no en el sentido de la palabra. Los paradigmas involucrados son diferentes.

La psicología dualista tradicional, así como muchas tradiciones en psiquiatría, ve una división arbitraria entre mente y cuerpo, entendiendo el comportamiento como nuestras acciones públicas, que pueden ser observadas por otros. En este sentido, emocionarse, sentir, pensar, resolver problemas o tomar decisiones, entre otras acciones consideradas subjetivas, no serían conductas. De ahí la necesidad del concepto de mente: la mente sería la causa de los pensamientos y las emociones y, por lo tanto, tendría sus propias leyes. Pero la mente está formada por alguna "materia/sustancia" que aún no se ha explicado científicamente (Skinner 1953/1968). Sigue siendo solo un concepto, ya que en realidad no existe en la naturaleza, lo que no significa que los eventos, ahora clasificados como "mentales", no sean fenómenos conductuales y, como tales, deban ser explicados por cualquier línea de psicología que dice ser seria. Para el conductismo radical, el concepto de mente oscurece la explicación de la causa de los comportamientos. Por lo tanto, el concepto de comportamiento utilizado por las tradiciones mentalistas sería equivalente a un teléfono rudimentario de la época de Graham Bell.

Volvamos ahora a la definición de comportamiento para el conductismo radical. El comportamiento en el conductismo es entendido contextualmente, ya que involucra la relación del individuo con su mundo. En esta relación, el individuo cambia de entorno y es modificado por él. Esta relación de interacción entre el comportamiento y el entorno en el que ocurre es lo que da a la ciencia del comportamiento su carácter contextual de análisis. En este sentido decimos que la conducta es en cuanto función de su relación con el contexto, presente y pasado.

Dentro de esta concepción, los eventos subjetivos como el pensamiento y los sentimientos también serían comportamiento, ya que serían nuestras interacciones legítimas con el mundo. Como ejemplo, imagine que una persona en depresión está triste en medio de un café, cuando le asaltan algunos pensamientos negativos sobre un episodio de pelea con su amigo. Un colega podría preguntarte "¿por qué estás tan callado?", Y fácilmente te respondería "porque estoy triste, recordando la pelea que tuve con Pedro". Pero a pesar de que esta explicación es la habitual que damos en nuestra vida diaria, quizás sería más productivo preguntarse "¿qué te llevó a tener estos sentimientos de tristeza y recuerdos?". Y la respuesta luego devolvería nuestra atención a la interacción en el contexto del cliente con su mundo social – "He estado peleando mucho con mi amigo". Esta concepción de la conducta brinda la oportunidad única para que el terapeuta BA-IACC intervenga en estas relaciones conductuales. Para que mi cliente cambie los pensamientos y sentimientos negativos, podríamos verlos desde otro punto de vista, como hacemos cuando usamos alguna técnica cognitiva de rebatimiento de pensamiento. Pero, aun así, estaríamos realizando este cambio de afuera hacia adentro, externamente y en su relación con el mundo social, a partir de la interacción con el terapeuta. ¡Quizás sería más efectivo incluso llevar al cliente a resolver sus disputas directamente con el amigo! Ésta ha sido la actitud de los terapeutas de BA. Si el terapeuta tiene las habilidades técnicas para hacerlo, entonces quizás la persona deprimida experimente otros pensamientos sobre su amigo, y quizás sentimientos incluso más nobles.

El hecho es que en el conductismo radical los sentimientos y pensamientos asociados no ocurrirían en el vacío. También son comportamientos y, por lo tanto, no podrían ser la explicación causal de los comportamientos observables, sino parte de lo que también debe explicarse (Skinner 1953/1968).

No es difícil entender el comportamiento como una relación más amplia con el medio ambiente, así como tampoco nos es difícil entender que un *smartphone* implica mucho más que un teléfono de Graham Bell. Para el conductista radical, el comportamiento actúa sobre el entorno y el producto de esta interacción transforma, más allá del mundo, el repertorio conductual de la persona que se comporta. En este sentido, BA, partiendo de una perspectiva monista, entiende que no habría forma de separar el organismo de su interacción con el medio (Martel l et al., 2001). Es posible, por tanto, conocer las propiedades y funcionamiento de los eventos subjetivos a través del concepto conductista de comportamiento, que estimuló la creación de métodos de investigación igualmente originales, impulsando el desarrollo de la terapia conductual.

LOS COMPROMISOS EPISTEMOLÓGICOS DE LA FILOSOFÍA QUE SUSTENTA BA-IACC

Los objetivos de la ciencia del comportamiento para el conductismo radical sería la predicción y el control de la conducta. La predicción ocurriría porque existen regularidades en el comportamiento de los organismos, como el contexto en el que ocurre normalmente y lo que normalmente se produce como consecuencia. El ser humano siempre ha tenido la necesidad de predecir cómo se producirá el comportamiento de un organismo dado, y en psicología científica este objetivo fue primordial para caracterizar las probabilidades de acción de las personas.

El refuerzo genera regularidad conductual. La ley del refuerzo comenzó con la observación sistemática en laboratorio de las relaciones funcionales del comportamiento de animales de especies infrahumanas, y rápidamente se expandió experimentalmente al comportamiento de otras especies, como los humanos. Así se describieron mejor los parámetros de reforzamiento y de él se derivaron muchos conceptos, como castigo, generalización, extinción y discriminación (Schlinger, 2019). En este sentido, todas las condiciones que controlan el comportamiento de la especie podrían explicarse observando estos principios y leyes. La ciencia básica dedicada a explicar las regularidades de la conducta se denominó análisis experimental de la conducta (AEC) (Skinner, 1953/1968).

El control del comportamiento sería el segundo objetivo de la ciencia del comportamiento según el conductismo de skinneriano. ¿Por qué el control del comportamiento? La AEC tiene como objetivo formular principios y leyes para la explicación de las regularidades de comportamiento. La modificación en el campo de aplicación puede entenderse como el control de una conducta problemática. Una extensión del descubrimiento de estas leyes fundamentales de la conducta sería su aplicación en la modificación de conductas problemáticas con relevancia social (Baer, Wolf & Risley, 1968). Una aplicación sería el análisis conductual clínico, como BA-IACC. Existe un interés social en comprender por qué una persona depresiva se comporta como lo hace. Por tanto, los psicólogos están llamados a dar explicaciones causales de las conductas que traen sufrimiento a los enfermos y sus familias. La modificación del patrón conductual descrito en los criterios diagnósticos de la depresión, por lo tanto, su control, adquiere una importancia única en este proceso.

LA EXPLICACIÓN BASADA EN LA SELECCIÓN DEL COMPORTAMIENTO HUMANO EN LA FILOSOFÍA QUE SUBYACE A BA-IACC

El hecho de que la investigación básica de laboratorio emplee más de una especie en la escala evolutiva demostró la aplicabilidad de la ley del reforzamiento para explicar la conducta. Gradualmente, la AEC ha ido perfeccionando los métodos para el estudio de la historia del comportamiento y las condiciones antecedentes y consecuentes que afectan el comportamiento de los organismos.

Skinner (1981) llamó la atención sobre su modelo causal de comportamiento acercándolo al modelo de selección natural de Darwin. Según el autor, la variación y la selección definen los procesos más fundamentales de la selección natural darwiniana.

En un ambiente relativamente estable, la reproducción de las especies estaría garantizada, sin embargo, de vez en cuando se producirían cambios ambientales, como el aumento de los centros urbanos, el cambio climático, la disponibilidad de alimentos, la presencia de depredadores o la competencia por el apareamiento. Estos cambios ambientales podrían configurarse como obstáculos insuperables para la supervivencia de algunas cepas. Otros, con características anatomofisiológicas más adaptativas, podrían sobrevivir.

Tome las polillas de alas oscuras en el Reino Unido durante la revolución industrial como un ejemplo icónico . La forma más común del animal tenía alas blancas y, antes de la revolución, el camuflaje de las aves depredadoras estaba garantizado por el liquen en la corteza de los árboles (Walton & Stevens, 2018). Sin embargo, el hollín oscuro que se posó en el tronco con la contaminación permitió que las polillas de alas negras, en lugar de las blancas, se camuflaran de los depredadores. En este sentido, una variación genotípica permitió la diversificación de la especie, aumentando las posibilidades de supervivencia de las polillas. El genotipo de esta cepa fue seleccionado por el nuevo ambiente constituido. Las cepas no adaptadas, como las de alas blancas, tendrían muchas más dificultades de supervivencia, debido a la dificultad de reproducción. Este proceso de selección darwiniano Skinner (1981) nombró el primer nivel de selección para las consecuencias.

El segundo nivel de selección se relaciona con el comportamiento, más específicamente, con la historia de las interacciones del individuo con su entorno. Los ambientes naturales son dinámicos y requieren cambios constantes del organismo en la obtención de insumos básicos para la supervivencia, como agua y alimentos. Por medio del comportamiento respondiente (pavloviano), las respuestas previamente reservadas para ciertos estímulos podrían ser provocadas por nuevos estímulos asociados temporalmente con el estímulo original (Skinner, 1981). Y a través del comportamiento operante se podrían moldear nuevas y más refinadas formas de comportamiento, mediante el refuerzo que sigue a la emisión de una respuesta adaptada al entorno. Así, las especies se volvieron menos dependientes de repertorios innatos apropiados para ambientes específicos (Skinner, 1981), y han estado aprendiendo formas alternativas de comportamientos adaptativos que les permitirían superar obstáculos físicos. El desarrollo del lenguaje es un ejemplo del gran salto evolutivo en la historia de supervivencia de nuestra especie. Como dice Skinner, cuando la musculatura vocal quedó bajo el control del entorno, el comportamiento verbal comenzó a controlar en gran medida la ayuda que una persona pueda recibir de otra. Entonces, esto hizo posible la cooperación entre las personas, creando reglas, leyes, técnicas especiales de autogobierno y prácticas éticas, desarrollando así la conciencia y el autoconocimiento (Skinner, 1981). El parecido con la selección natural en el primer nivel es sorprendente. Los organismos necesitarían alguna variación en el rendimiento, como la comida y la protección de los depredadores, y algunos de estos comportamientos no producirían consecuencias positivas, pero otros, más bien, garantizarían la supervivencia.

El tercer nivel de selección de consecuencias se centra en la cultura. Las culturas van evolucionando con el tiempo y son consecuencia de los comportamientos individuales para la supervivencia del grupo, no del individuo, que serían los selectores de patrones culturales (Skinner, 1981). El cultivo de leguminosas podría ser un ejemplo de un nuevo patrón de comportamiento, alternativa a la caza y recolección en la naturaleza. Por lo tanto, estos comportamientos se seleccionarían por sus consecuencias. La variación en las prácticas garantizaría la selección de soluciones de problemas para el grupo en su conjunto.

Es posible notar la aplicación del modelo de selección debido a las consecuencias de Skinner para la comprensión de la causalidad de los repertorios conductuales en la depresión. En el primer nivel, notamos que los estados depresivos también pueden ocurrir en otros animales infrahumanos dentro de la escala evolutiva, y no solo en los humanos. Las manipulaciones experimentales de la controlabilidad en animales roedores, como los modelos de indefensión aprendida, estrés crónico moderado, suspensión de la cola y nado forzado, son clave para la comprensión moderna de la depresión, ya que son importantes para las pruebas de drogas (p. ej., Willner, 1984; 1985) y tratamientos conductuales. Según Willner (1984), un modelo animal de psicopatología es importante si presenta similitudes en etiología, sintomatología, alteraciones bioquímicas y tratamientos efectivos. El cumplimiento obligatorio de estos criterios científicos garantizaría la aproximación del fenómeno observado en el laboratorio al comportamiento de los humanos. Por tanto, habría un legado evolutivo de supervivencia en los comportamientos depresivos de diferentes especies.

En el segundo nivel, observamos que la investigación ha mostrado el papel de la disminución de la tasa de respuestas contingentes al reforzamiento positivo como variable crítica en la determinación del repertorio depresivo, así como su restauración sería fundamental para mejorar la condición clínica (Carvalho & Hopko, 2011). Incluso la investigación sobre los componentes del modelo de tratamiento cognitivo para la depresión en A. T. Beck (Becket al., 1979) ha demostrado que la restitución de reforzadores positivos, y no el cambio de pensamientos, es suficiente y adecuada para la mejora de los resultados del caso (Jacobson y col., 1996; Gortner y col., 1998).

El tercer nivel causal relacionado con la cultura puede ser más fácil de visualizar. El aumento del aislamiento social puede estar asociado a procesos productivos industriales fragmentados, el aumento exhaustivo de las horas de estudio y trabajo, el consumismo que incrementó la necesidad de obtener recursos, así como la competencia por puestos de trabajo y mercados. Un gran estudio comparativo entre culturas de áreas urbanas y rurales en países desarrollados encontró que vivir en áreas urbanas aumenta la probabilidad de que una persona desarrolle trastornos afectivos en un 39% (Peen et al., 2010). A esta ecuación se suma la inmigración masiva a grandes centros en busca de mejores oportunidades, con el consiguiente alejamiento del apoyo social y familiar. En los países pobres, el miedo a la inseguridad acaba dificultando aún más la vida en los espacios urbanos.

Hoy en día, además de las explicaciones focalizadas en la genética, la ciencia evolutiva ya ha reconocido otros mecanismos de la herencia, como la epigenética (que implica cambios transgeneracionales en la expresión génica, en lugar de la frecuencia de los genes), formas de aprendizaje social que se encuentran en muchas especies, formas de pensamientos simbólicos que son distintos del humano y, por último, el componente adaptativo del sistema inmunológico a través de la creación y selección de muchos anticuerpos (Wilson & Hayes, 2018). Los hallazgos que apoyan estas discusiones mantienen vivo el modelo de selección debido a las consecuencias de Skinner. Quizás ese sea el elemento más consistente de toda la filosofía conductista, ausente de las filosofías más recientes que subyacen a BA, como el contextualismo funcional. Según Skinner (1981), la selección natural reemplazó la explicación causal de un Dios creativo y el refuerzo reemplazó el concepto de una mente creativa. Así, también, la selección de patrones culturales ha reemplazado la idea de un desarrollo planificado o un emprendimiento organizado desde su génesis (Skinner, 1981).

Capítulo 3

Diagnóstico diferencial de los trastornos depresivos de interés para la activación conductual

Según la Organización Mundial de la Salud, actualmente más de 300 millones de personas se ven afectadas por la depresión en todo el mundo, un aumento de más del 18% entre los años 2005 y 2015 (World Health Organization, 2017). La previsión para el año 2020 es que la depresión ocupe el segundo lugar en causantes de discapacidad, solo quedando detrás de las cardiopatías isquémicas (World Federation for Mental Health, 2012).

En psiquiatría, la depresión puede referirse a cosas ambiguas, como a los síntomas de depresión, pero también como una mención genérica de cualquiera de los diversos subtipos sindrómicos enumerados en los manuales de diagnóstico, como el trastorno depresivo mayor (TDM) o el trastorno depresivo persistente (TDP). En el campo de las psicoterapias conductuales, como la activación conductual (BA), el término depresión se refiere al conjunto de conductas depresivas, tales como tristeza, disminución de interacciones sociales, ausencias en el trabajo, irritabilidad, anhedonia, ideas suicidas, rumiación, hipersomnia e insomnio. El repertorio dado generalmente implica una combinación particular de conductas depresivas en cada persona (Martell et al., 2001). En este sentido, la investigación clínica debe ceñirse al carácter idiográfico individual del repertorio de cada cliente, aunque algunos síntomas sean comunes a más de un caso. Estos comportamientos adquirirán funciones y topografías únicas de acuerdo con la historia y el contexto en el que ocurren actualmente. Por lo tanto, para un cliente determinado, las rumiaciones podrían ser pensamientos de culpa recurrentes. Un cliente podría pensar que no se preocupó por su madre fallecida en los últimos días de vida cuando ella estaba en fase terminal. Otro cliente que ha experimentado una quiebra financiera puede rumiar repetidamente las malas decisiones tomadas, en relación con ex socios, proveedores o clientes, incluso creyendo que sufre de alguna "incompetencia" histórica para el puesto.

Aunque la depresión es aparentemente un problema muy común, el diagnóstico sigue siendo difícil de realizar por los clínicos en salud mental . A pesar del desafío de evaluar cada caso en su individualidad, la precisión de esta evaluación tiene un papel fundamental en la formulación del diseño de caso inicial en BA. Esto se debe a que, si bien una lectura funcionalemente orientada es supuestamente el punto de partida del trabajo del terapeuta, los análisis funcionales se realizan fundamentalmente en base a las clases de respuesta que conforman los criterios diagnósticos de la depresión, como las conductas relacionadas con el estado de ánimo deprimido y la pérdida del interés o el placer. Este hecho podría provocar cierta extrañeza en muchos terapeutas conductuales, que ven una gran limitación en el uso de los diagnósticos nosológicos debido a su alcance limitado, historial de inexactitudes y extrapolaciones de alcance.

Podemos citar sesgos históricos, como la polémica de considerar el duelo como criterio diagnóstico, o no, y a partir de ahí, aumentar la prescripción de psicofármacos a clientes en duelo que supuestamente no necesitarían este tipo de tratamiento. Hasta el DSM-IV-TR existía un criterio de tiempo de 2 meses como el curso natural de un episodio de duelo (DSM-IV-TR; American Psychiatric Association, 2000). Con un tiempo superior a los 4 meses, el diagnóstico de TDM ya sería posible. El DSM-5, sin embargo, entendió que el duelo es una reacción normal a la pérdida de un ser querido, basándose en el hecho de que un gran número de personas en duelo no desarrollan los criterios para el diagnóstico de TDM. Hoy, por tanto, las observaciones de distintos problemas parecen ser el nuevo orden de clasificación . A diferencia del duelo, las personas que desarrollan TDM frente a una pérdida tienen más pensamientos de autocrítica, culpa, episodios de psicosis asociada y pensamientos suicidas, además de tener antecedentes de otros episodios de depresión mayor. E incluso los miembros de su familia podrían haber desarrollado TDM. Estos clientes difícilmente muestren algún episodio de pensamientos positivos asociados al duelo, como algún recuerdo agradable asociado a la persona perdida. Actualmente, a falta de criterios objetivos, el DSM-5 encomienda al clínico la evaluación del repertorio y la formulación del diagnóstico diferencial de duelo y TDM (Barnhill, 2014) y, así, deja al paciente sujeto a las interpretaciones particulares del profesional, que casi siempre son consecuencia de la calidad de su formación académica / profesional y valores personales.

Otro sesgo señalado históricamente por los terapeutas conductuales sería la concepción internalista de la enfermedad, aún cuando la depresión no tiene hasta ahora un marcador biológico incuestionable por las disciplinas científicas interesadas. El concepto de depresión como problema que tiene causas fundamentalmente fisiopatológicas tendría, como última implicancia, la presentación de una lectura fragmentada del fenómeno clínico. Esto se debe a que la ecuación causal no tiene en cuenta toda la riqueza de influencias de las variables ambientales y sociales involucradas. Los analistas del comportamiento, a partir de investigaciones experimentales, entienden que las variables biológicas sí constituyen el fenómeno conductual, pero no lo definen por sí mismas

(Tourinho, Teixeira & Maciel, 2000). En cste sentido, tendrían un papel en la determinación de la conducta, pero, si el organismo estuviera intacto, no darían ningún estatus causal especial. Para el analista conductual, las contingencias del reforzamiento serían las variables críticas en la determinación de las conductas problemáticas observadas en psicopatologías, como en la depresión (Ferster, 1973). Incluso el DSM -5 parece dar fe de la falta de un marcador biológico cuando afirma que, en TDM, "aunque existe una amplia literatura que describe los correlatos neuroanatómicos, neuroendocrinos y neurofisiológicos del trastorno depresivo mayor, ninguna prueba de laboratorio ha producido resultados de sensibilidad y especificidad suficientes para ser utilizado como una herramienta de diagnóstico para este trastorno "(DSM-5; Asociación Americana de Psiquiatría, 2014, p. 165).

Si bien estas críticas son válidas y sirven como una entrada útil para el pensamiento crítico, creemos que las limitaciones del diagnóstico han llevado a muchos analistas conductuales competentes a interrumpir la discusión sobre el papel de la psicopatología en la terapia conductual.

Creemos firmemente que entender el papel del diagnóstico nosológico no solo es útil para la BA, sino más ampliamente, para la terapia conductual en su conjunto. Los grupos sindrómicos descritos en los manuales de diagnóstico tienen como objetivo cubrir problemas comunes a muchos tipos de depresión, independientemente del origen cultural en la que se encuentre cada cliente. Son el resultado de una extensa investigación y, aunque sus clasificaciones traen limitaciones en sus múltiples formulaciones (por ejemplo, DSM IV-TR, DSM-5), cumplen la función de describir un rico fenómeno conductual que causa sufrimiento identificado por la persona o por terceros. El conjunto de conductas identificadas durante el curso de la depresión tiene dimensiones en el tiempo y el espacio y, por tanto, es un fenómeno para las ciencias naturales, entre las que se encuentran el análisis de la conducta, preocupado por dar respuestas a los problemas de salud mental.

La psicopatología también está cumpliendo una función social, al destacar a un público más amplio que muchos de sus sufrimientos tienen nombre y cuentan con conocimientos científicos reconocidos para explicarlos. La depresión hoy en día ya no es un reflejo de ningún defecto del carácter o pereza, sino un trastorno que tiene tratamientos validados. El reconocimiento de esta condición permite a la persona con angustia psicológica acceder a un tratamiento, dándole esperanza a ella y a sus familias.

Finalmente, el diagnóstico de TDM, según DSM-5 (Asociación Americana de Psiquiatría, 2014), pretende ser descriptivo, y está menos preocupado por identificar variables causales. En este sentido, se propone ser una herramienta de comunicación entre los profesionales de la salud y disciplinas afines. La comunicación, en el sentido amplio adoptado aquí, se refiere al reconocimiento que cada disciplina trae para explicar la depresión, en sus diferentes niveles de investigación, social, conductual o biológica, ya sea en investigación básica, aplicada o traslacional, siendo esta última tan deseada porque permite métodos de investigación innovadores para problemas complejos (Mace & Critchfield, 2010). Aunque el diagnóstico se basa en la comprensión sindrómica de las "enfermedades", se muestra en gran medida abierto a investigaciones de diferentes variables "causales" y, por esta razón, puede ser útil para muchas disciplinas de salud mental.

Afirmar esto no significa que nuestra evaluación en BA se circunscriba y se limite al diagnóstico de depresión, como tampoco lo estaría para un psiquiatra. En este sentido, los criterios diagnósticos no son suficientes para un farmacoterapeuta, que, por ejemplo, en su práctica profesional, necesita articular conocimientos de psicofarmacología, neuroanatomía, neurofisiología, psicofarmacología clínica, patología, farmacoterapia, farmacoepidemiología, abordajes laboratoriales y por supuesto, la práctica clínica . Tampoco son suficientes para el análisis de la conducta, ya que no brindan la información necesaria para la formulación de una evaluación funcional cuidadosa del repertorio conductual del input del cliente, con la definición de las conductas de interés, identificación y descripción de sus efectos conductuales, identificación de las relaciones entre eventos ambientales y los comportamientos de interés, identificación de las relaciones entre el comportamiento de interés y otros comportamientos existentes, así como sus historias de aprendizaje (Matos, 1999).

Afortunadamente, un mayor interés por la psicopatología no es del todo extraño dentro de la comunidad de terapeutas conductuales. BA se ha centrado en la depresión desde sus inicios, con el fin de ofrecer pautas de tratamiento útiles y con base experimental. Entre las terapias conductuales de tercera generación, este tipo de psicoterapia todavía se dedica principalmente a la investigación aplicada a la depresión .

Por este motivo, entendemos que es fundamental que el terapeuta de BA comprenda y discuta algunas implicaciones clínicas de los diagnósticos de TDM, TDP y trastorno bipolar (TB) tipo I y II.

TRASTORNO DEPRESIVO MAYOR

La Tabla 1 presenta los criterios de diagnóstico para TDM según DSM-5.

Tabla 1 Criterios diagnósticos del trastorno depresivo mayor

A. Cinco (o más) de los síntomas siguientes han estado presentes durante el mismo período de dos semanas y representan un cambio del funcionamiento previo; al menos uno de los síntomas es (1) estado de ánimo deprimido o (2) pérdida de interés o de placer. (Nota: No incluir síntomas que se pueden atribuir claramente a otra afección médica.

1. Estado de ánimo deprimido la mayor parte del día, casi todos los días, según se desprende de la información subjetiva (p. ej., se siente triste, vacío, sin esperanza) o de la observación por parte de otras personas (p. ej., se le ve lloroso). (Nota: En niños y adolescentes, el estado de ánimo puede ser irritable.)
2. Disminución importante del interés o el placer por todas o casi todas las actividades la mayor parte del día, casi todos los días (como se desprende de la información subjetiva o de la observación).
3. Pérdida importante de peso sin hacer dieta o aumento de peso (p. ej., modificación de más del 5% del peso corporal en un mes) o disminución o aumento del apetito casi todos los días. (Nota: En los niños, considerar el fracaso para el aumento de peso esperado.)
4. Insomnio o hipersomnia casi todos los días.
5. Agitación o retraso psicomotor casi todos los días (observable por parte de otros; no simplemente la sensación subjetiva de inquietud o de enlentecimiento).
6. Fatiga o pérdida de energía casi todos los días.
7. Sentimiento de inutilidad o culpabilidad excesiva o inapropiada (que puede ser delirante) casi todos los días (no simplemente el autorreproche o culpa por estar enfermo).
8. Disminución de la capacidad para pensar o concentrarse, o para tomar decisiones, casi todos los días (a partir de la información subjetiva o de la observación por parte de otras personas).
9. Pensamientos de muerte recurrentes (no sólo miedo a morir), ideas suicidas recurrentes sin un plan determinado, intento de suicidio o un plan específico para llevarlo a cabo.

B. Los síntomas causan malestar clínicamente significativo o deterioro en lo social, laboral u otras áreas importantes del funcionamiento.

C. El episodio no se puede atribuir a los efectos fisiológicos de una sustancia o de otra afección médica. Nota: Los Criterios Ay C constituyen un episodio de depresión mayor; Las respuestas a una pérdida significativa (p. ej., duelo, ruina económica, pérdidas debidas a una catástrofe natural, una enfermedad o discapacidad grave) pueden incluir el sentimiento de tristeza intensa, rumiación acerca de la pérdida, insomnio, pérdida del apetito y pérdida de peso que figuran en el Criterio A, y pueden simular un episodio depresivo. Aunque estos síntomas pueden ser compren- sibles o considerarse apropiados a la pérdida, también se debería pensar atentamente en la presencia de un episodio de depresión mayor además de la respuesta normal a una pérdida significativa. Esta decisión requiere inevitablemente el criterio clínico basado en la historia del individuo y en las normas culturales para la expresión del malestar en el contexto de la pérdida.

D. El episodio de depresión mayor no se explica mejor por un trastorno esquizoafectivo, esquizofrenia, un trastorno esquizofreniforme, trastorno delirante, u otro trastorno especificado o no especificado del espectro de la esquizofrenia y otros trastornos psicóticos

E. Nunca ha habido un episodio maníaco o hipomaníaco.

Nota: Esta exclusión no se aplica si todos los episodios de tipo maníaco o hipomaníaco son inducidos por sustancias o se pueden atribuir a los efectos fisiológicos de otra afección médica.

Encuestas recientes atestiguan que el TDM tiene la mayor prevalencia de por vida entre todos los trastornos mentales, con casi un 17% (Sadock, Sadock & Riuiz, 2015). Los clientes que han tenido pérdidas recientes, por ejemplo, pueden presentar un estado de ánimo deprimido, perdiendo interés en la mayoría de las actividades en las que normalmente estaban involucrados, como el trabajo y la interacción con los hijos, otros miembros de la familia y amigos. Desarrollan sentimientos de culpa y desesperanza crónica, y también pueden experimentar insomnio y / o cambios en sus hábitos alimenticios hasta el punto de perder o aumentar de peso. Si completan cinco de una lista de nueve síntomas enumeradas, durante al menos 2 semanas (y menos de 2 años), entonces se debe hacer el diagnóstico de TDM. Las personas que presentan solo episodios depresivos mayores tienen TDM o depresión unipolar (Sadock et al., 2015).

El diagnóstico de TDM depende de la presentación clínica (cinco de nueve síntomas), la historia (persistencia mayor de 2 semanas) y la relevancia (sufrimiento o deterioro significativo). Como tal, permite un cierto rango de combinaciones de patrones de comportamiento individuales entre clientes depresivos y se basa en el informe del sufrimiento subjetivo como un criterio psicológico válido y genuino para la formulación del diagnóstico clínico.

Los criterios también continúan ordenados bajo dos ejes principales de síntomas, a saber, estado de ánimo depresivo y pérdida de interés o placer. La disminución en la tasa de respuestas contingentes al refuerzamiento positivo (RCPR) produce un estado de ánimo deprimido y anhedonia (Lewinsohn et al., 1976), así, los hallazgos de la investigación clínica comportamental se aproximan a la investigación psiquiátrica. Se enfatiza que muchos clientes, especialmente hombres, informan quejas somáticas, malestar corporal e insomnio, en lugar de un estado de ánimo deprimido. Para muchas sociedades el relato de tristeza no está bien considerado en el género masculino, y los controles sociales así dispuestos impiden el aprendizaje de la conciencia de los estados corporales internos del humor o castigan su manifestación pública.

Un punto importante en el diagnóstico diferencial del TDM es la diferenciación con el trastorno depresivo inducido por sustancias o fármacos. El abuso de sustancias pueden precipitar episodios depresivos secundarios, como en la adicción a la cocaína. La abstinencia de cocaína está relacionada etiológicamente con el trastorno del estado de ánimo (DSM-5; American Psychiatric Association, 2014). Por ello, recomiendamos encarecidamente que en las sesiones iniciales se investigue el uso de sustancias y drogas, en ese momento y cuando inició el episodio depresivo.

Además, en el diagnóstico diferencial, es importante distinguir la TDM del trastorno del estado de ánimo debido a otra afección médica. Los episodios iniciados e identificados en función de los hallazgos de laboratorio pueden ser consecuencia de esclerosis múltiple, accidente cerebrovascular, hipotiroidismo u otra afección médica, por ejemplo. Afirmar esto no significa que el cliente no necesite BA, sino que significa que se debe realizar la derivación médica. El trabajo conjunto interdisciplinario, por regla general, está presente en la mejor de las terapias, y muchos clientes afirman sentirse más cuidados bajo la atención conjunta de dos o más profesionales.

TRASTORNO DEPRESIVO PERSISTENTE (DISTIMIA)

Muchos clientes presentan comportamientos depresivos crónicos y con variaciones de intensidad a lo largo de su historia personal. El diagnóstico de TDP requiere 2 años o más para formalizarse (o 1 año para niños y adolescentes). Según el DSM-5, este trastorno es una consolidación del TDM crónico y el trastorno distímico, considerados como problemas menores (DSM-5; American Psyc hiatric Association, 2014). Sin embargo, sus criterios de diagnóstico son bastante similares a los de TDM. Disminución del apetito, insomnio o hispersonia, poca energía, baja autoestima, poca concentración y sentimientos de desesperanza, posiblemente, también pertenecen al conjunto de comportamientos observados en TDM.

Asimismo, la afirmación de que el TDM es una condición más grave que el TDP puede ser bastante discutible. En primer lugar, en el transcurso de 2 años de TDP, el cliente ya podría haber experimentado una gran variación en la intensidad de los síntomas, del menos hasta el más debilitante. Este hecho puede contribuir a explicar el índice de comorbilidad del 40% entre estos trastornos. El término "doble depresión" se ha utilizado para referirse a esta superposición de diagnóstico (Sadock, et al., 2015). Y, en segundo lugar, los clientes pueden tener sentimientos más prolongados de disforia debido a su dificultad en las relaciones, la adaptación a los trabajos e incluso la atención selectiva a los eventos negativos, pero eso no apuntaría a algo esencialmente diferente del TDM (Barnhill, 2015).

Llegados a este punto, al terapeuta BA le interesa comprender que, si persisten los problemas de conducta, es porque no fue posible modificar de manera más efectiva los patrones de interacción de la persona con su entorno. En otras palabras, el cliente aún no ha logrado ser lo suficientemente capacitado para producir una RCPR más grande. Por estas razones, consideramos que la BA es una terapia indicada para el tratamiento de la TDP.

TRASTORNO BIPOLAR TIPO I Y II

Los TB I y II se caracterizan, respectivamente, por episodios de manía o hipomanía. Según DSM-5, los episodios de manía e hipomanía tienen en común "un período distinto de estado de ánimo anormal y persistentemente elevado, expansivo o irritable y aumento anormal y persistente en la actividad o energía dirigida a un objetivo" (DSM-5; Asociación Americana de Psiquiatría, 2014, p. 124). El TB de tipo I generalmente ocasiona un daño funcional y social significativo a la vida del cliente, y el tipo II normalmente podría ocurrir sin tal daño. Sin embargo, los resultados de la investigación tienen evidencia de que el tipo II está más asociado con una edad de inicio más temprana y con más problemas maritales, en comparación con el tipo I (DSM-5; Asociación Americana de Psiquiatría, 2014). Además, los riesgos de intentos de suicidio y el suicidio consumando son mayores en el tipo II (Sadock et al., 2015).

Una característica importante del TB de tipo II es la presencia de al menos un episodio depresivo en un momento de ausencia de síntomas hipomaníacos. Y en el TB de tipo I, por otro lado, no requiere la presencia de ningún episodio depresivo mayor en el pasado, bastando con la presencia de una fase maníaca (DSM-5; Asociación Psiquiátrica Estadounidense, 2014).

Un cliente puede experimentar un inicio agudo de euforia, pensamientos y habla de ritmo rápido, comportamientos impulsivos, como compras de cosas notablemente innecesarias y costosas, sexo imprudente, disminución del tiempo de sueño y pensamientos de grandiosidad. Entonces podría estar pasando por un episodio actual de manía, que constituiría TB tipo I. Otro cliente que ha estado durmiendo menos en los últimos días y que tiene episodios de irritabilidad cuando está molesto, con fuga de ideas, que se siente presionado para hablar, funcionando de forma más eficiente en el momento de hacer sus tareas, y aunque está inusualmente feliz, puede estar experimentando un episodio de hipomanía. Este cliente puede ser diagnosticado con TB II si también ha informado de un episodio depresivo mayor en el examen de su historial médico.

La identificación de la existencia histórica de fases maníacas o hipomaníacas no es una tarea fácil para el terapeuta de BA. Esto se debe a que los clientes que han sido diagnosticados erróneamente con TDM pueden presentar, en un examen más detenido, antecedentes de episodios de comportamiento maníaco o hipomaníaco. Los pacientes con TB suelen tener poca conciencia de su trastorno, por lo que el terapeuta debe entrevistar a los miembros de la familia y a las personas del círculo social en las primeras sesiones. Es posible que el cliente nunca haya experimentado síntomas maníacos durante años. Además, los clientes son mucho más sensibles a reportar síntomas de disforia que de euforia.

El TB de tipo I y II también traen intersecciones con el TDM que son muy relevantes para el diagnóstico diferencial, considerando que muchos clientes buscan el trabajo del terapeuta cuando se encuentran en la fase de depresión bipolar. Debido a que la depresión unipolar y la bipolar tienen características comunes, comparten criterios diagnósticos similares, se confunden fácilmente en una evaluación clínica.

En este punto, el diagnóstico diferencial de TB I o II debe sensibilizar al psicoterapeuta para que consulte al psiquiatra. Proscribimos enfáticamente la aplicación de solo BA en tales casos. Cabe recordar que, a diferencia de un episodio depresivo mayor "puro", el TB no es la suma de comportamientos de las fases de depresión y manía, sino más bien un trastorno con un espectro continuo de variaciones de comportamiento entre los dos polos, pudiendo incluso presentar conjuntos mixtos de síntomas (DSM-5; Asociación Americana de Psiquiatría, 2014). La última guía publicada por la Red Canadiense de Tratamientos del Estado de Ánimo y la Ansiedad (CANMAT) en conjunto con la Sociedad Internacional de Trastornos Bipolares (ISBD) enumera algunos comportamientos que ayudan a diferenciar la depresión unipolar de la bipolar, como se muestra en la Tabla 2.

Tabla 2 Características de la depresión que aumentan la sospecha de depresión bipolar o unipolar

Caracteristicas	Sugestivo de trastorno bipolar	Sugerente de unipolaridad
Síntomas y signos del estado mental.	Hipersomnia y/o aumento de las siestas durante el día Hiperfagia y/o aumento de peso. Otros síntomas depresivos atípicos, como sentirse pesado Retraso psicomotor Síntomas psicóticos y/o culpa patológica Labilidad emocional; irritabilidad; agitación psicomotora y taquipsiquismo	Insomnio inicial sueño reducido Pérdida de apetito y/o peso. Nivel de actividad normal o aumentado Quejas somáticas
Curso de la enfermedad	Primer episodio antes de los 25 años Múltiples episodios (≥ 5 episodios)	Primer episodio de depresión después de los 25 años Larga duración del episodio actual (> 6 meses)
Historia familiar	Antecedentes familiares positivos de TB	Antecedentes familiares negativos de TB

Fuente: adaptado de Yathan et al., 2018.

De acuerdo con la Tabla 2, hay algunas características enumeradas en el episodio depresivo actual que pueden aumentar la sospecha del terapeuta de señalar un TB. Son: primeros episodios antes de los 25 años, múltiples episodios depresivos recurrentes, antecedentes de TB diagnosticados en la familia, presencia de síntomas psicóticos, agitación psicomotora, hiperfagia, sensación de pesadez corporal, depresión y psicosis posparto, intentos e historia de suicidio y síntomas de manía o ciclajes rápidos inducidos por antidepresivos. La aparición abrupta de la depresión, especialmente cuando carece de cambios relevantes en el entorno que la justifique, puede ser otro indicio de depresión bipolar. Comparativamente, en el TDM, generalmente se observa un curso progresivo del empeoramiento del trastorno.

Los investigadores han estado estudiando las diferencias entre los episodios de depresión en el TB I y los episodios depresivos en TDM, pero, según Sadock et al. (2015), las diferencias son ilusorias. La investigación aún debe basarse en la historia del cliente y su familia, así como en el curso futuro del trastorno para diferenciar las dos condiciones . Por esta razón, lamentablemente, hemos observado informes de diagnósticos erróneos de depresión "unipolar", ya que en la mayoría de los casos los psicoterapeutas no están preocupados o no han recibido la formación adecuada para realizar más investigaciones diagnósticas. Consideramos que este error es de gran relevancia y puede tener graves consecuencias.

La psicoterapia como única modalidad de tratamiento ha mostrado resultados desfavorables en el tratamiento de la TB, con un papel más bien de apoyo (Saffi, Abreu & Lotufo Neto, 2009). Hasta la fecha, se han publicado pocos resultados de investigación que prueben psicoterapias en el tratamiento del TB. Normalmente, los ensayos clínicos aleatorizados en estos trastornos siempre llevan la asociación de la medicación a la modalidad de psicoterapia probada, lo que dificulta medir la medida del efecto por separado de la psicoterapia. Citamos algunos estudios de terapia cognitivo conductual (Lam et al., 2005; Lam et al., 2003), terapia interpersonal y terapia de ritmo social (Frank et al., 2005) y tratamiento centrado en la familia (Miklowitz et al., 2003; Miklowitz et al., 2007; Miklowitz et al., 2008; Miklowitz et al., 2013). Esto se debe a que existen pocas dudas de que los medicamentos como los estabilizadores del estado de ánimo, los anticonvulsivos y los antipsicóticos atípicos reducen las tasas de recaída y mejoran el funcionamiento de los clientes (Miklowitz et. Al., 2003).

Este hecho ni siquiera debe desalentar la aplicación de BA durante el actual episodio de depresión bipolar, ya que las habilidades enseñadas, como el monitoramiento de conductas de afrontamiento y evitación pasiva, servirán como posibles soluciones a problemas futuros. El TB de tipo II aporta características favorables a la aplicación de la psicoterapia. La hipomanía en el TB de tipo II, por ejemplo, porque no es psicótica, demuestra cierto grado de organización funcional del cliente, favorable a la psicoterapia.

Además, debido a que el terapeuta de BA observa al cliente semanalmente, puede identificar y controlar mejor los cambios bruscos de humor e incluso los efectos de los medicamentos recetados. Vale la pena recordar que en Brasil, tradicionalmente, otros médicos no psiquiatras han sido responsables del tratamiento de la depresión (por ejemplo, médicos generales), sin formación en salud mental . Por lo tanto, aparece una gran prescripción incorrecta de medicamentos durante el curso de la depresión bipolar, bajo el uso extensivo de antidepresivos. El antidepresivo en la depresión bipolar puede provocar el ciclaje a la fase maníaca y, peor aún, debido a la rápida desregulación del estado de ánimo que produce, tiene el potencial de impulsar un intento de suicidio. Cuando el terapeuta de BA identifica este problema, puede animar al cliente a ver a un psiquiatra para revisar el diagnóstico y la medicación actual. En la práctica, históricamente ha sido responsabilidad del psiquiatra tratar a los clientes más graves diagnosticados con TB.

La integración de la farmacoterapia con BA puede mostrarse como una vía clínica muy prometedora en el TB.

Capítulo 4
Activación conductual en la terapia cognitiva

En la década de 1960 la clínica tuvo su campo gradualmente dominado por el modelo cognitivo para el tratamiento de la depresión de Aaron Beck (Beck, 1963; 1970; Beck et al., 1979). La terapia de Beck fue inicialmente llamada terapia cognitiva para la depresión. Años más tarde, se formuló la conceptualización cognitiva de otras psicopatologías y las técnicas también se aplicaron de manera adaptada a otros trastornos (Duran et al., 2019).

El modelo de Beck afirma que los clientes depresivos desarrollan esquemas cognitivos (denominados creencias centrales) en la primera infancia que los predispondrían a interpretaciones negativas de eventos cotidianos (denominados distorsiones cognitivas o pensamientos automáticos). Las interpretaciones negativas distorsionadas predisponen a la persona a desarrollar síntomas de depresión (Beck et al., 1979). Por lo tanto, los síntomas depresivos estarían en función de interpretaciones distorsionadas de eventos diarios causados por esquemas cognitivos disfuncionales(Saffi, Abreu & Lotufo Neto, 2011). La eficacia de la terapia cognitiva para la depresión fue reconocida (Jacobson & Hollon, 1996), especialmente cuando se asocia con medicamentos (Elkin, 1994), y fue ampliamente utilizada en las décadas siguientes por clínicos e investigadores. En la década de 1980, algunos terapeutas del comportamiento interesados en la depresión comenzaron a incorporar conceptos y técnicas cognitivas en sus protocolos (Abreu, 2006).

EL COMPONENTE DE ACTIVACIÓN CONDUCTUAL DEL MANUAL DE TERAPIA COGNITIVA PARA LA DEPRESIÓN

Beck et al. (1979) incorporó la activación conductual (BA) como el componente inicial de su manual de terapia cognitiva para el tratamiento de la depresión, llamándolo "técnicas conductuales". La idea de usar BA con clientes severamente deprimidos era restaurar el funcionamiento mínimo para que luego puedan responder a las técnicas cognitivas destinadas a à cambiar los pensamientos. En este sentido, sería necesario que el cliente se levantara de la cama y participara en actividades diarias mínimas, como la organización de la casa o el cumplimiento de pequeñas responsabilidades. En esta fase inicial del tratamiento el cliente podría presentar creencias de desesperanza y escepticismo relacionadas con la posibilidad de cualquier cambio guiado por la terapia. La persona generalmente trae creencias de que es débil o inútil. Sin embargo, a medida que comienza a presentar los primeros cambios de comportamiento en la agenda de BA, puede llegar a creer en la mejora y comprometerse con la terapia.

Los autores enfatizan que el foco del análisis cognitivo no se centra en el efecto sobre el humor que produce el cambio del comportamiento, sino en el efecto que tendrían estas actividades sobre las creencias distorsionadas del cliente. Según Beck et al. (1979),

> "El objetivo final de estas técnicas [conductuales] en la terapia cognitiva es producir cambios en las actitudes de negatividad, para que el rendimiento del paciente siga mejorando. De hecho, los métodos conductuales pueden ser vistos como una serie de pequeños experimentos diseñados para probar la validez de las hipótesis o ideas del paciente sobre sí mismo". (pág. 107)

Según los autores, el cambio en el comportamiento en sí no altera las cogniciones de negatividad sesgada del cliente depresivo, sino que le ofrece oportunidades para evaluar empíricamente sus ideas distorsionadas de ineptitud e incompetencia. Beck et al. (1979) son categóricos al afirmar que las "técnicas conductistas de condicionamiento" son limitadas porque, según ellas, se limitan a un "comportamiento observable", con exclusión selectiva del foco en las actitudes, creencias y pensamientos del cliente.

Esta comprensión de los autores acerca de las explicaciones conductuales son bastante superficiales y engañosas y, en nuestra opinión, pudieron haber ralentizado nuevos avances en la integración de los procedimientos conductuales y cognitivos de la terapia cognitiva de la depresión. Como se indica en el capítulo 3 sobre la filosofía de BA-IACC, el concepto de comportamiento conductista implica pensamientos y sentimientos, ya que son relaciones legítimas de los depresivos con su entorno. Por lo tanto, la comprensión de Beck et al. (1979) fue bastante desviada y, en nuestra opinión, deshonesta, ya que los autores no evitaron incorporar el BA de Lewinsohn en su manual de terapia cognitiva (Abreu, 2006). Estas críticas infundadas han impulsado a muchas otras, pero el hecho es que ninguna propuesta seria en psicoterapia descartaría el análisis y la intervención en pensamientos y sentimientos. En BA desde una perspectiva analítica conductual, los pensamientos y sentimientos son actividad en contexto y, por lo tanto, no pueden ser la causa de la depresión, sino más bien parte de lo que hay que explicar.

LA PLANIFICACIÓN DE ACTIVIDADES SEGÚN BA EN EL MANUAL COGNITIVO DE BECK ET AL. (1979)

Al llevar a cabo la BA guiada por la agenda diaria de actividades, el terapeuta pide al cliente con depresión que participe en pequeños experimentos para determinar si, y en qué actividades, hay una reducción de las preocupaciones y la mejora del estado de ánimo. Se instruye al cliente a observar pensamientos y sentimientos al participar en actividades. Se planifica y anota una jerarquía de tareas según su dificultad, para su posterior selección y asignación en la programación. El terapeuta explica repetidamente que el objetivo no es necesariamente completar todas las tareas, ni esperar alivio sintomático, haciendo hincapié en que la actividad y el funcionamiento a menudo vienen antes del alivio sintomático.

La idea es que el terapeuta evidencie su progreso al cliente a partir de los datos recopilados, desafiando así las creencias iniciales de indefensión. Además, al evaluar el grado de satisfacción, el cliente puede ser gradualmente más sensible a este sentimiento que se produjo en la ejecución de las actividades. Esas experiencias desafiarían las creencias de que no ser capaz de sentir placer.

El componente BA de Beck et al. (1979) es conducido y monitoreado por las escalas de dominio y placer para cada una de las actividades a lo largo del día. La escala de dominio se refiere a una gradación que puede ir de 0 a 5, representativa del grado en que el cliente pudo realizar bien una tarea en particular. La escala de placer, también medida en un continuum de 0 a 5, representa el grado de satisfacción del cliente al haber participado en actividades programadas.

La idea de crear la escala de dominio se debe al hecho de que muchas de las actividades, especialmente desde el comienzo de la terapia, no marcan ningún grado de placer. Tomemos como ejemplo a una ama de casa en depresión severa, que antes del desarrollo del episodio depresivo organizaba y cuidaba del hogar y la familia, y que, bajo el compromiso de la agenda, comienza a retomar sus actividades, realizando una tarea sencilla como ordenar una habitación menos desordenada. Este tipo de regreso al trabajo no suele traer placer. Sin embargo, dentro de la historia de este cliente se trata de una actividad relevante. La tarea trae sus desafíos, a pesar de que se ha fraccionado en niveles de ejecución más fáciles. Es posible que los primeros esfuerzos de esta cliente, incluso si no consiguen placer, pueda puntuar cierto dominio en el logro de la tarea. Por lo tanto, esta escala tiene como objetivo evidenciar los efectos de realizar la actividad. El éxito en la realización de la tarea proviene de la graduación adecuada del nivel de desafío. En este sentido, es importante que el terapeuta y el cliente se aseguren de que la actividad programada tenga una buena probabilidad de ser realizada, al menos hasta cierto punto.

UN RETORNO DE LA ATENCIÓN DE INVESTIGADORES Y TERAPEUTAS A BA: NUEVAS INVESTIGACIONES

A finales de la década de 1990, la atención de investigadores y terapeutas se volvieron de nuevo al BA "puro" debido a la investigación llevada a cabo por

Jacobson et al. (1996) con una muestra de 150 sujetos diagnosticados con depresión. Los resultados de la investigación fueron publicados en la sección Special Feature do *Journal of Consulting and Clinical Psychology.*

Los autores analizaron los resultados de la aplicación de los componentes aislados de la terapia cognitiva del manual por Beck et al. (1979), designando aleatoriamente la muestra entre tres situaciones de tratamiento clínico, organizada según los diferentes componentes del manual (o combinación de componentes). Las condiciones fueron las siguientes:

A. El componente BA. El nombre "activación conductual" fue acuñado en este momento histórico, y más tarde se extendió para referirse a los diversos tratamientos conductuales de la depresión guiados por la agenda de las actividades. El componente BA de Beck et al. (1979) implica la identificación de problemas diarios específicos con el objetivo de proponer tareas en función del grado de dificultad. Los participantes deben monitorear las actividades diarias, puntuando las escalas de "dominio y placer" para cada actividad.
B. Los componentes de BA y la reestructuración cognitiva de pensamientos automáticos (AT, del inglés *automatic thoughts*), en los que inicialmente se llevaría a cabo la fase de BA para luego avanzar a la identificación y modificación de los AT que se produjo en situaciones específicas. Aquí los terapeutas utilizarían técnicas como recordar el pensamiento disfuncional, examinar la base y su validez, someter a prueba empírica y la práctica de respuestas más apropiadas una vez que aparezcan.
C. El paquete completo de terapia cognitiva (CT), compuesto por componentes BA, reestructuración cognitiva de AT y reestructuración cognitiva de creencias centrales. En esta condición el terapeuta podría utilizar cualquiera de las estrategias de los otros componentes y también trabajar para modificar las creencias nucleares sobre el sí mismo, el mundo y el futuro. Se realizaron veinte sesiones de cada modalidad de tratamiento.

Los resultados no mostraron ninguna diferencia estadísticamente significativa en las tasas de mejora de los sujetos expuestos a las tres condiciones terapéuticas. Dentro del porcentaje de sujetos que completaron el tratamiento (n= 137), el 62% de la muestra enviada a BA presentó resultados en el Inventario de Depresión Beck (BDI-II) donde ya no puntuaban como depresión (BDI-II < 8); el grupo donde se aplicó AT 64.1% presentaron resultados similares; y en la situación de terapia cognitiva completa, 70.8%. No se encontró ninguna diferencia significativa entre los tratamientos en el estudio de seguimiento de 2 años(Gortner et al., 1998). Este hecho nos permitió cuestionar la conceptualización cognitiva de que la mejora real del cuadro clínico se lograría plenamente sólo con la modificación de las creencias centrales (Jacobson & Gortner, 2000). En su conjunto, los resultados de estos estudios sugieren la no necesidad de intervenciones cognitivas para el tratamiento eficaz de la depresión(Martell et al., 2001).

Después del éxito de la investigación, Martell et al. (2001) publicaron un manual que contenía una nueva propuesta en el tratamiento para la depresión, también llamada BA (su formulación teórica se discute en el capítulo 1).

En 1999 se inició una nueva línea de investigación que compararía la BA "ampliado" de acuerdo con el manual de Martell et al. (2001), con la terapia cognitiva y la paroxetina (Dimidjian et al., 2006; Dobson et al., 2008). El término "ampliado" fue adoptado debido al énfasis de esta propuesta de BA sobre comportamientos de escape y evitación. Uno de los objetivos del estudio sería presentar el nuevo BA como una alternativa eficaz para el tratamiento de la depresión (Jacobson & Godner, 2000).

Fue el estudio más grande sobre terapias para la depresión jamás realizado en ese momento, con una muestra de 241 adultos depresivos tratados durante 16 semanas. Antes de esta investigación, un estudio fue realizado por la agencia americana de la National Institute of Mental Health Treatment of Depression Collaborative Research Program (TDCRP) con 250 sujetos con depresión unipolar, cruzando la terapia cognitivo-conductual, imipramina más manejo clínico, terapia interpersonal, y píldoras placebo como grupo control (Jacobson & Hollon, 1996).

La investigación incluyó terapeutas cognitivos que ya habían tenido entrenamiento en el Centro de Terapia Cognitiva de Aaron Beck en Filadelfia. De los tres terapeutas invitados, dos habían sido entrenados en este centro y el tercero seguía continuando sus estudios. Las píldoras placebo también se utilizaron en el grupo de control con el fin de evitar posibles críticas normalmente dirigidas a estudios comparativos entre terapias y medicamentos (Jacobson & Hollon, 1996).

El análisis se centró en comparar los resultados de las tres condiciones de tratamiento en dos grupos estratificados: participantes con depresión leve y participantes con depresión moderada a grave. Los resultados en la mejora de los participantes que recibieron BA fueron los mismos que los que recibieron el medicamento, incluso entre los más severamente depresivos. Los pacientes asignados a BA permanecieron más tiempo en el tratamiento en comparación con aquellos que recibieron medicamentos. BA también fue superior a la terapia cognitiva en el tratamiento de pacientes graves. No hubo diferencia significativa entre las tres modalidades de tratamiento en el caso de pacientes con depresión leve.

Los resultados de un estudio de seguimiento de 2 años indicaron que los beneficios de BA, similares a los de la terapia cognitiva, ayudaron a prevenir recaídas y futuros episodios de depresión, siendo comparables a las tasas de pacientes que no suspendieron el medicamento(Dobson et al., 2008). Los pacientes asignados a medicamentos tuvieron tasas de recaída más altas durante el segundo año de tratamiento en comparación con los pacientes previamente sometidos a BA o terapia cognitiva(Dimidjian et al., 2006; Dobson et al., 2008).

Young et al. (2008), más tarde criticó el estudio de Dimidjian et al. (2006) con la afirmación de que la duración de la terapia cognitiva practicada fue en el extremo inferior de la duración recomendada para el tratamiento de la terapia cognitivo-conductual (TCC). Según estos autores, 15 a 25 semanas era lo recomendado, y en la investigación se había utilizado 16 semanas. Esta crítica no cuenta con un gran apoyo ya que se contempló el período óptimo recomendado, además de que, incluso si fueran correctas, BA todavía habría demostrado ser un tratamiento más rápido y, por lo tanto, una mejor rentabilidad para la depresión de moderada a grave.

Recientemente Lorenzo, Luaces y Dobson (2019) publicaron un artículo en el que reanalizaron los mismos datos del estudio seminal de Jacobson et al. (1996) que probó las condiciones del componente BA frente a la TC completa. Los datos fueron analizados bajo el mismo método adoptado en el estudio por Dimidjian et al. (2006). Otra innovación vino en la estratificación de la muestra por alta severidad (HRSD $\geq$ 20) y baja severidad (HRSD $\leq$ 19) de la Escala de Depresión de Hamilton (HRSD). Los resultados de los tratamientos cambiaron con el tiempo, puntuados a partir de HRSD y del BDI-II. Las pruebas de moderación por severidad como una variable medida continuamente (con BDI o HRSD) no encontraron una mayor eficacia de la BA en el tratamiento de los depresivos graves. Tampoco se encontró ninguna diferencia en el período de seguimiento. La conclusión a la que llegaron los autores es que los resultados de Dimidjian et al. (2006) no replicó la superioridad de BA sobre la TCC.

Aunque este estudio es bastante conocido por involucrar a Keith Dobson en coautoría, reconocido terapeuta cognitivo coautor de los estudios de Jacobson et al. (1996) y Dimidjian et al. (2006), vemos en su conclusión un error fundamental de análisis. El BA aplicado en los dos estudios seminales mencionados no era la misma terapia, por lo que estamos hablando de diferentes variables independientes. El BA, componente aplicado en el estudio Jacobson et al. (1996) fue una versión adaptada de la perspectiva cognitiva de Beck et al. (1979). Y la que se aplicó en el estudio de Dimidjian et al. (2006) fue una propuesta de terapia funcionalmente orientada, llamada en el estudio como BA ampliado, ya que implicó el análisis y la intervención prioritaria en los comportamientos de escape y evitación. Por lo tanto, los resultados de Dimidjian et al. (2006) siguen siendo válidos, y atestiguan la superioridad de BA sobre la terapia cognitiva en estratos más graves.

ALGUNAS DIFERENCIAS CONCEPTUALES Y ANALÍTICAS ENTRE BA Y LA TERAPIA COGNITIVA PARA LA DEPRESIÓN: EL CASO DE LAS RUMIACIONES

Una contribución relevante traída en el manual de BA de Martell et al. (2001) fue el análisis de la queja presentada en las rumiaciones. Las rumiaciones son comportamientos muy frecuentes durante el episodio depresivo mayor. Los autores propusieron su modelo conductual de depresión en contrapunto al modelo cognitivo convencional de Beck et al. (1979). En el modelo de Beck et al. pensamientos distorsionados desempeñarían un papel importante en la etiología de la depresión. Las rumiaciones dentro de este modelo serían pensamientos igualmente distorsionados, no consistentes con una interpretación más lógica de la realidad. La Tabla 3 muestra un modelo de episodio que implica un recorte cognitivo del flujo de rumiaciones, según (Abreu & Abreu, 2015).

Tabla 3 Modelo causal cognitivo para los pensamientos rumiatorios

Pensamiento o creencia distorsionado (evento determinante o causal)	Comportamiento o síntoma (determinado o causado por un evento)
"Soy demasiado tonto y cobarde"	Habla mal del profesor delante de los amigos Pasa más tiempo distraído en el teléfono celular durante la clase Disforia y ansiedad

Alternativamente al modelo de Beck et al. (1979), la BA de Martell et al. (2001) busca comprender la función del proceso de rumiar, es decir, comprender sus relaciones con los acontecimientos contextuales antecedentes y consecuentes. Los autores afirmaron que aunque el contenido de las rumiaciones está lleno de interpretaciones erróneas de la realidad, la BA está interesada en el proceso de la rumiación en sí y no tanto su contenido. En este sentido, los terapeutas de BA dan menos importancia a la forma de la respuesta, también conocida como su topografía. Por lo tanto, el mismo recorte de pensamiento se puede ilustrar desde una perspectiva de comportamiento, según la Tabla 4.

Tabla 4 Modelo causal analítico-conductual

Estímulo discriminativo (determinante)	Comportamiento (determinado)	Consecuencias (determinante)
Puntuación baja en la prueba	"Soy demasiado tonto y cobarde" Habla mal del maestro a los amigos Pasa más tiempo distraído en el teléfono celular durante la clase Disforia y ansiedad	Llama la atención de tus amigos No tiene que discutir con el profesor No hay necesidad de estudiar para mejorar su rendimiento en la disciplina

Comúnmente, las circunstancias que el cliente evita producen sentimientos de disforia y ansiedad. El rumiar es visto como parte de una clase más amplia de evitación de alguna actividad que es aversiva para el cliente. Así, como se ilustra en la Tabla 4, un cliente que obtuvo un puntaje bajo en la prueba comienza a rumiar "Soy muy tonto y cobarde". Puede que esté evitando alguna actividad aversiva. Otros comportamientos de evitación podrían estar relacionados con estas rumiaciones, como faltar a clase, llegar tarde, hablar por teléfono, hablar mal de la materia con los amigos. El rumiar, así como los comportamientos asociados, tiene consecuencias. Al rumiar, el cliente puede estar evitando tener que estudiar, discutir la calificación de la prueba con el maestro, o incluso pensar en lo mal que se sentía. También puede producir la atención de los amigos que inadvertidamente toman en cuenta y escuchan la queja.

Independientemente del hecho de que el contenido de la rumiación se distorsiona de la realidad o no, este pensamiento siempre ocurrirá en un contexto. Y aunque el acto de rumiar puede producir estimulación aversiva, puede estar al servicio de evitar algo mucho peor, como enfrentar el problema crítico que llevó al cliente a la depresión (Martell et al., 2001). La pregunta que Martell y otros animan al cliente y al terapeuta a preguntar qué es lo que el cliente está inconscientemente o deliberadamente evitando cuando comienza a rumiar. La rumiación, en esta concepción, es vista como una evitación pasiva, o comportamiento secundario de afrontamiento, como los autores prefieren llamarlo (Martell et al., 2001).

ENRIQUECIENDO LA TERAPIA COGNITIVA PARA LA DEPRESIÓN

Muchos terapeutas cognitivos están tan honestamente inclinados a creer su perspectiva teórica como los activadores del comportamiento están en creer en la perspectiva conductual de BA. Sin embargo, incluso adoptando la terapia cognitiva como una intervención primaria, estos terapeutas pueden querer mejorar la calidad de la aplicación y el análisis del componente de BA introducido en la terapia cognitiva. No vemos esto como un problema, porque creemos que, mucho más allá de la competición entre perspectivas teóricas, existe un compromiso clínico y ético con los clientes que sufren intensamente.

Creemos que es posible poner gran énfasis en BA durante la aplicación de la terapia cognitiva, y que este esfuerzo puede favorecer mejores resultados de casos, especialmente en clientes con depresión moderada a severa. El énfasis en la identificación y el análisis funcional de los comportamientos de escape y evitación puede ser de enorme utilidad en este sentido. Del mismo modo, es muy útil enfatizar el aprendizaje de patrones de comportamiento alternativos de hacer frente a los problemas que llevaron al cliente a desarrollar depresión.

El éxito del cliente en la resolución de problemas cambia sus patrones de pensamiento, y esto es un hecho que incluso la interpretación cognitiva más conservadora no puede perder de vista. El pensamiento en la teoría de la BA siempre se analiza en su relación con el contexto en el que se produce.

Animamos a los terapeutas cognitivos interesados en esta propuesta a ver el componente BA como un conjunto de intervenciones que no sólo tienen como objetivo aumentar las actividades placenteras, sino también para resolver los problemas de comportamiento del cliente que les impiden tener contacto con fuentes estables y diversas de reforzamiento positivo.

Capítulo 5
Concepción funcional inicial del caso

Durante el abordaje inicial del caso, es importante que se sigan algunos pasos durante la evaluación, para que el clínico pueda decidir lúcidamente si el caso en cuestión puede ser atendido adecuadamente con activación conductual (BA). Desafortunadamente hemos visto casos en los que los terapeutas terminan tratando a sus clientes de acuerdo con la terapia en la que fueron entrenados, o con los que tienen cierta afinidad intelectual. Así, por ejemplo, un terapeuta que tuvo su formación centrada en la terapia de aceptación y compromiso (ACT) termina atendiendo todas las quejas clínicas de sus clientes desde la perspectiva y las técnicas prescritas por ese sistema psicoterapéutico. La depresión, la ansiedad, el trastorno obsesivo compulsivo, las dificultades de interrelación, así como otros diagnósticos y problemas de comportamiento entrarían en este paquete. Numerosas dificultades pueden resultar de este tipo de conducta clínica, como el simple hecho de optar a menudo por una intervención que puede no ser la más adecuada al tratamiento que requiere la queja presentada por el cliente (Abreu & Abreu, 2017a). En el capítulo 16 del manual de BA-IACC y la cuarta generación de terapias conductuales, discutiremos con mayor detalle algunas consecuencias negativas de este tipo de postura clínica.

Lo fundamental durante la formulación de la concepción inicial del caso es que el cliente sea diagnosticado con depresión, como el trastorno depresivo mayor (TDM), o incluso trastorno depresivo persistente. BA se ha desarrollado específicamente para satisfacer este tipo de demanda clínica, aunque actualmente se están investigando algunas adaptaciones para el tratamiento de la ansiedad (Hopko, Robertson & Lejuez,2006; Jakupcak et al., 2006; Mulick, Landes & Kanter, 2005).

Durante la entrevista inicial, el terapeuta necesita investigar funcionalmente el repertorio conductual global del cliente, incluso antes de certificarse de que el caso podría beneficiarse de manera consistente y segura con la BA, y aún cuando se identifica una depresión. El terapeuta debe investigar, sobre todo, más allá del diagnóstico nosológico, los comportamientos involucrados en las quejas y sus determinantes contextuales. Esta evaluación sería un requisito previo para elegir la terapia más adecuada en el tratamiento de los problemas que el cliente trae. Y más que en la concepción inicial del caso, el análisis de contingencias, siempre realizado a lo largo del tratamiento, señalaría las posibilidades de intervenciones para cada situación.

Como referencia de consulta para la evaluación de las variables relevantes en la concepción inicial del caso con depresivos, utilizamos el modelo propuesto por Martell et al. (2001), realizado sobre la base de Fester (1973). Este modelo pone gran énfasis en el repertorio de evitación pasiva desarrollado en la depresión. Considere el caso de un cliente a quien llamaremos Pedro. Vamos a describir su caso con el fin de ilustrar mejor paso a paso la formulación de la concepción inicial del caso. La Figura 1 presenta el modelo de depresión del cliente.

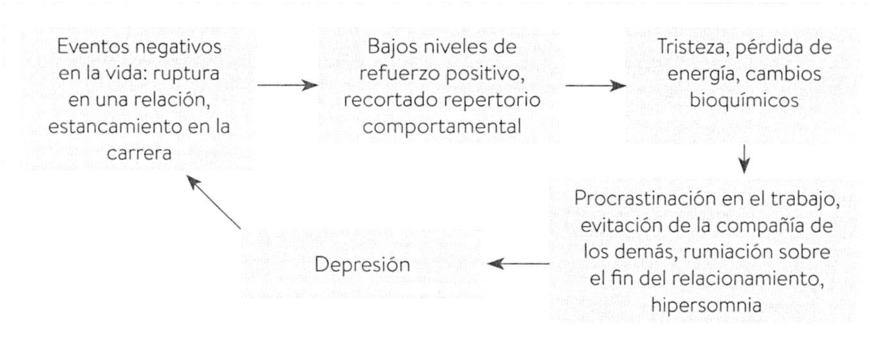

Figura 1 Modelo de depresión adaptado de Martell et al. (2001).

Según este modelo, los eventos negativos en la vida darían lugar a bajos niveles de reforzamiento positivo y repertorios comportamentales limitados. Por lo tanto, la producción de reforzadores positivos disminuiría y la variabilidad del comportamiento se reduciría, llevando a la persona a experimentar sentimientos de disforia y cambios fisiológicos. Este contexto lleva a la persona a desarrollar un repertorio de evitación pasiva que, aunque no sea la causa de la depresión, puede mantener al cliente crónicamente enfermo.

Para la cuidadosa investigación de los elementos que conformarán este esquema, usamos de manera asociada la concepción de la evaluación funcional de Sturmey (1996). A lo largo de diez tópicos, se presentan directrices consistentes que guiarían la identificación detallada y el análisis funcional de los comportamientos de afrontamiento y evitación pasiva involucrados en la depresión.

En la formulación, Sturmey (1996) prescribe algunos puntos importantes que deben evaluarse en las primeras sesiones. Son: (1) organizar una descripción general del caso, en hasta 250 palabras; (2) hacer una breve organización en términos demográficos y psiquiátricos del problema; (3) operacionalizar los comportamientos que serán blanco de intervención; (4) operacionalizar y ejemplificar los antecedentes; (5) operacionalizar y ejemplificar las consecuencias; (6)

distinguir entre las variables de inicio y mantenimiento del problema; (7) presentar una breve historia del comienzo del problema y cómo los comportamientos involucrados aumentaron o disminuyeron en frecuencia a lo largo de la historia de desarrollo del cliente; (8) identificar posibles ganancias secundarias; (9) presentar la función de los comportamientos en términos de los fines para los que sirven; y, por último, (10) elegir el protocolo de tratamiento más adecuado.

En el caso de Pedro, observamos la siguiente sistematización:

ORGANIZAR UNA VISIÓN GENERAL DEL CASO, EN HASTA 250 PALABRAS

En la organización general del caso pudimos ver que Pedro había desarrollado TDM un poco antes de romper una relación de pareja estable de aproximadamente 2 años. Pedro, de 30 años, había estado experimentando estrés conyugal con su novia. Tenía un incapacitante miedo a volar a pesar de que ya había viajado en avión dos veces. Siempre que le era posible, prefería viajar en automóvil o un autobús. La que decidía sobre qué comer, qué hacer o a dónde salir de paseo era generalmente la novia, y terminaban irritándola. Pedro dijo que estaba muy desanimado con su trabajo, reflexionando si no sería mejor iniciar una nueva carrera universitaria, o incluso un pos grado que podría dar una redirección a su carrera. Su novia escuchaba las quejas, juzgándolo pasivo ante sus problemas. Tenían discusiones regulares que involucraban acusaciones por parte de ella, como su desinterés de perder el miedo a volar para un "objetivo mayor de la pareja, que era viajar por el mundo", su baja iniciativa en las elecciones diarias, además de la incertidumbre y el descontento con su carrera. Poco antes del final de la relación, y bajo una intensa disforia, Pedro ya había consultado con un médico, pariente de la familia, y también con el mismo psiquiatra que atendió a su hermano. En ese momento no reveló las consultas a su novia por temor a represalias, porque ella no estaba de acuerdo con que el profesional sea familiar, o directamente involucrado en el tratamiento del cuñado. Su novia lo acusó de ser un mentiroso cuando se enteró de toda la historia, declarando que ya no podía relacionarse con alguien que le ocultaba la verdad.

Pedro comenzó el tratamiento con gran esperanza y decidido a poder reanudar la relación, incluso bajo un intenso dolor.

HACER UNA BREVE ORGANIZACIÓN EN TÉRMINOS DEMOGRÁFICOS Y PSIQUIÁTRICOS DEL PROBLEMA

Pedro obtuvo 28 puntos en el Inventario de Depresión Beck (BDI-II; Beck, Steer & Brown, 1996), por lo tanto, indicador de depresión moderada. El mismo diagnóstico fue dado por el psiquiatra con quien consultó. Se sentía triste la mayor parte del tiempo, desalentado de su futuro profesional y afectivo, desmotivado, con un cuadro de anhedonia, cansancio y levantándose mucho más tarde de lo habitual.

Dijo que tenía un hermano menor que había sido hospitalizado repetidamente bajo el diagnóstico de depresión, hecho que trajo muchos conflictos e inquietudes a toda la familia. Su padre también tomó medicamentos antidepresivos recetados por un médico. Según DSM-5, los parientes de primer grado estarían de 2 a 4 veces más en riesgo de desarrollar TDM (5a ed.; DSM-5; Asociación Americana de Psiquiatría, 2014).

El cliente había tenido comportamientos depresivos durante más de 2 semanas. Cumplió con la mayoría de los nueve criterios DSM-5 para TDM, incluyendo estado de ánimo deprimido la mayor parte del tiempo, disminución del interés y placer asociado con actividades, desregulación del sueño, fatiga y falta de energía, culpa excesiva, deterioro de la capacidad de concentración y mucha indecisión. No presentó antecedentes de episodios anteriores de manía o hipomanía, abuso actual de sustancias ilícitas y medicamentos, y no había estado presentando ninguna otra condición orgánica básica que pudieran justificar los síntomas.

OPERACIONALIZAR LOS COMPORTAMIENTOS OBJETIVO

En la Escala de Activación Conductual para la Depresión, versión extendida (BADS; Kanter et al., 2006; Kanter et al., 2009), el cliente obtuvo 49 puntos, dentro de una escala que oscila entre 0 y 150, en la que 0 sería la puntuación de una persona con una alta frecuencia de comportamientos de evitación, y 150 la puntuación de alguien con una alta frecuencia de comportamientos de afrontamiento (también llamados comportamientos de activación). Aunque hasta la fecha esta escala no trae líneas de corte intermedias en relación con el nivel de depresión del cliente (por ejemplo, depresión leve, moderada o grave), su análisis cualitativo señaló algunos comportamientos de evitación pasiva desarrollados a lo largo del TDM.

El cliente informó que pasaba la mayor parte de su tiempo en la cama a pesar de que tenía cosas que hacer, levantándose a las 11 a.m. aún cuando necesitaba estudiar para un concurso e ir al gimnasio.

Estaba preocupado la mayor parte del tiempo, rumiando con lo que podría haber hecho de manera diferente para no perder el amor de su novia, o en las acusaciones injustas de las que se sentía víctima. Aunque pensaba mucho en todo esto, nunca trató de ejecutar ninguna solución.

Permanecía callado incluso en presencia de sus amigos, cuando por lo general se reconocía a sí mismo como una persona relativamente interactiva. Se limitaba a responder preguntas sobre su ruptura amorosa. Incluso sintió que estaba alejando a la gente con su negatividad.

Del mismo modo, a pesar de que iba a ver los partidos de su equipo de fútbol, no conseguía seguir el juego, pues las rumiaciones le llevaban la mayor parte de su atención.

En su trabajo, las rumiaciones giraban en torno a los problemas que veía en su carrera profesional, y estas preocupaciones hacían que no pueda dar suficiente atención a sus tareas laborales. Según su relato, pasaba un 80% de su tiempo pensando en la ruptura de su relación y el 20% restante en las incertidumbres sobre su carrera. Su preocupación le robaba toda la atención y motivación acerca del trabajo. Su productividad era muy limitada en los últimos tiempos.

OPERACIONALIZAR Y EJEMPLIFICAR LOS ANTECEDENTES

Aunque se levantaba a las 11 de la mañana todos los días, se despertaba por la mañana muchas veces antes de ese horario, pero, aún sabiendo que ya era de día, igual volvía a dormir. El amanecer era el antecedente para volver a dormir.

Las rumiaciones con contenido sobre sus deficiencias en la relación ocurrían ante muchas circunstancias relacionadas con la ruptura y, con más frecuencia, cuando la ex novia mantenía firme en no volver, ya sea en una conversación privada en las redes sociales, una llamada telefónica, o incluso en persona. El cliente trataba de ponerse en contacto con ella una y otra vez a lo largo del día.

Pasaba la mayor parte de su tiempo rumiando cuando estaba en presencia de sus amigos, como así también durante los partidos de fútbol. Según él, la interacción social fue extremadamente difícil. La misma dificultad de concentración ocurría durante el transcurso del juego de fútbol.

También relató que cuando estaba frente a la computadora en el trabajo no tenía ninguna motivación para comenzar el día, rumiando sobre lo mucho que no le gustaban las tareas, o incluso sobre su falta de perspectiva profesional. Estaba insatisfecho con su carrera.

OPERACIONALIZAR Y EJEMPLIFICAR LAS CONSECUENCIAS

Permanecer en la cama demasiado tiempo no proporcionaba un sueño reparador. Y al quedarse más tiempo en la cama, se evitaba el contacto con los miembros de la familia o las circunstancias que demandaba la rutina diaria, como estudiar para el concurso o ir al gimnasio.

Las frecuentes rumiaciones relacionadas con la ruptura mantenían al cliente en contacto con su ex novia.

Al permanecer retraído incluso en presencia de otras personas, evitaba tener que responder en detalle sobre su situación amorosa, o incluso iniciar una larga cadena de críticas a su ex novia, que siempre terminaba dejándolo muy mal.

Finalmente, la rumiación sobre el descontento con el trabajo, cada vez que estaba frente a la computadora, resultaba incompatible con el cumplimiento de las tareas. Como consecuencia, le eximía del contacto con la estimulación aversiva involucrada en la demanda laboral.

DISTINGUIR ENTRE LAS VARIABLES DE INICIO Y MANTENIMIENTO DEL PROBLEMA

El cuadro de hipersomnia comenzó en los días en que el cliente se quedaba hasta el amanecer en el teléfono, o viendo la televisión. Tenía las mañanas libres en el trabajo durante ese período. Actualmente, esto se configuraba como evitaciones que estaban bajo control de tener que levantarse por la mañana, interactuar con las personas y resolver las demandas cotidianas.

Las rumiaciones comenzaron de manera franca en la interacción con su ex novia, que a menudo señalizaba el comportamiento inapropiado del cliente, y a quien él también dirigía sus quejas sobre críticas injustas. En tiempos de mayor necesidad y vulnerabilidad, el cliente terminaba admitiendo sus errores, comprometiéndose a cambiar. Cuando no aceptaba las acusaciones de su ex novia, también se involucraba en críticas hacia ella. Actualmente las rumiaciones aparecían como auto acusaciones, culpa excesiva o peleas imaginarias con ella, y estaban bajo el control de los no muy frecuentes de la ex novia, como cuando ella le afirmó por teléfono que no encontraba razones para reanudar la relación.

Al principio, después del final de la relación, el cliente comenzó a hablar de su sufrimiento a todos los familiares y amigos, obteniendo apoyo en sus puntos de vista sobre los acontecimientos que llevaron al final de la relación. En un segundo momento, se hizo aversivo actuar de esta manera, porque la situación con su ex novia no había cambiado.

Las quejas sobre las demandas del trabajo ya ocurrían antes de la depresión, en las conversaciones con los compañeros de trabajo. En estas ocasiones el cliente procrastinaba el cumplimiento de las tareas. Actualmente se presentan como rumiaciones y mantienen al cliente alejado del contacto de estimulación aversiva implicada en la resolución de tareas.

PRESENTAR UN BREVE HISTORIAL DEL INICIO DEL PROBLEMA Y CÓMO LOS COMPORTAMIENTOS INVOLUCRADOS AUMENTARON O DISMINUYERON SU FRECUENCIA A LO LARGO DE LA HISTORIA DE DESARROLLO DEL CLIENTE.

Los comportamientos de escape y evitación pasiva comenzaron (o aumentaron en frecuencia, como en el trabajo) cuando las acusaciones de la ex novia se intensificaron, él relata este evento como el que "cambió el juego" en su situación. El momento en que buscó ayuda médica y no recibió el apoyo de su ex novia fue recordado como algo bastante estresante en la relación.

IDENTIFICAR POSIBLES GANANCIAS SECUNDARIAS

Actualmente, no presentaba ganancias secundarias supeditadas a sus quejas, como la atención de amigos y familiares.

PRESENTAR LA FUNCIÓN DE LOS COMPORTAMIENTOS EN TÉRMINOS DE LOS PROPÓSITOS A LOS QUE SIRVEN

Permanecer en la cama durante mucho tiempo tenía la función de no tener que interactuar con los miembros de la familia por la mañana, o incluso no tener que estudiar para el concurso o ir al gimnasio.

Las rumiaciones relacionadas con la ruptura y un nuevo rechazo de la ex novia mantenían al cliente todavía en conexión con ella. La ausencia de un comportamiento reforzado positivamente por ella servía a un contexto antecedente muy fuerte. Incluso rumiaba en eventos como los partidos de fútbol, y eso lo mantenía conectado con la ex novia.

Estar callado en presencia de amigos tenía la función de no tener que ponerse en contacto con un nuevo relato de su historia, y de enfrentarse con las bajas posibilidades de regresar con la relación.

El rumiar sobre el trabajo tenía la función de postergar la resolución de las tareas de trabajo o iniciar una solución para la nueva dirección de su carrera.

ELEGIR EL TRATAMIENTO DE PROTOCOLO MÁS ADECUADO

El diagnóstico diferencial apuntaba a TDM, sin comorbilidad. Los comportamientos de evitación y escape instalados desde el desarrollo del episodio actual, tales como rumiaciones sobre la ruptura o carrera, y el sueño excesivo, llevaron a la designación de BA porque este es un tratamiento basado en evidencia apropiado para el caso.

Es importante destacar que la evaluación funcional del caso puede recolectar información de los comportamientos presentados por el cliente en sesión, basados en la interacción con el terapeuta. Pedro, por ejemplo, presentó en sesión muchas quejas y una gran frecuencia de culpabilidad dirigida a sí mismo a lo largo de la entrevista. También describió varias discusiones imaginarias con su ex novia en las que él fantaseaba que la criticaba duramente. En esos momentos, tuvo expresiones de rabia que expresaba con mucha ironía. Estos comportamientos podrían clasificarse adecuadamente como características de las rumiaciones, aunque se estaban produciendo públicamente en la conversación con el terapeuta. Esta hipótesis funcional se confirmó más tarde a lo largo de las sesiones.

La concepción inicial de un caso igual o similar al de Sturmey (1996) también podría adaptarse fácilmente a las concepciones de otras terapias de tercera ola que eventualmente requieren integración en BA. Los datos iniciales propuestos por Sturmey (1996) pueden servir de información necesaria para dichos sistemas. La conceptualización del caso se puede reformular a medida que se llevan a cabo las sesiones de terapia. La revisión de la evaluación es un proceso que no debe ser descuidado por ningún terapeuta conductual.

Capítulo 6
Escalas para mediciones continuas de comportamientos depresivos

Uno de los criterios para la utilización de la activación conductual (BA) en un caso clínico es que el cliente esté con depresión. Por esta razón, el diagnóstico nosológico debe ser realizado por el terapeuta. La formulación del diagnóstico se presenta como una herramienta útil en esta tarea, y se produce con la ayuda de escalas cuyos elementos describen los comportamientos problemáticos más comunes. Martell et al. (2001) prescribió el uso del Inventario de Depresión Beck (BDI-II; Beck et al., 1996) para medir el grado de gravedad de los síntomas depresivos. Actualmente, esta escala tiene un uso común a muchos sistemas de psicoterapia orientados al tratamiento de la depresión.

INVENTARIO DE DEPRESIÓN BECK (BDI-II)

El BDI-II (Apéndice 1) es un instrumento psicométrico pertinente, que mostró confiabilidad en la diferenciación de sujetos depresivos y no depresivos. Se puede entender como un cuestionario de bajo costo para medir el grado de severidad de la depresión. Existe fuerte apoyo empírico en cuanto a la confiabilidad[3] y la validez[4] de la medición con adultos jóvenes depresivos y no depresivos (Arnou et al., 2001; Carmody, 2005; Dozois, Dobson & Ahnberg, 1998).

El BDI-II consiste en un cuestionario con 21 ítems que incluyen comportamientos como tristeza, falta de ánimo y de placer, ideación suicida, llanto, irritabilidad, dificultades para tomar decisiones, entre otros. La suma final se calcula a partir de una escala Likert de 4 puntos. La puntuación total del inventario va de 0 a 63. Las puntuaciones de hasta 9 puntos sugieren formas subclínicas de depresión, y en los adolescentes, puede indicar depresión leve. Las puntuaciones de 20 a 29 indican depresión moderada y las puntuaciones de 30 a 39 apuntan a una depresión severa. Las puntuaciones iguales o superiores a 40 requieren hospitalización del cliente debido al riesgo de suicidio.

En la BA-IACC, se utilizan repetidas aplicaciones del inventario, cada dos semanas, al modelo de Lejuez et al. (2001). Este registro de seguimiento del

---

3 La confiabilidad es la capacidad de la escala para reproducir un resultado de forma consistente en tiempo y espacio.

4 La validez se refiere a la propiedad que esta escala presenta en la medición de aquello realmente lo que se propone medir.

progreso clínico del caso es interesante porque permite al terapeuta registrar medidas continuas. La idea de realizar aplicaciones repetidas permite, a través de los datos recogidos, la comparación del nivel de depresión que el cliente presenta en el momento presente, y establecer un análisis comparativo con el nivel presentado hace 15, 30 o 60 días, por ejemplo. La comparación del sujeto consigo mismo es fundamental tanto en los métodos tradicionales de investigación en el análisis del comportamiento como en la clínica psicológica.

Los clientes depresivos, especialmente en las primeras sesiones, no ven los avances clínicos iniciales. Esto puede ocurrir debido a una serie de factores, como la falta de motivación para iniciar el tratamiento psicoterapéutico, la irritabilidad influenciada por la privación del sueño, falta de esperanza, la expectativa de "superar" rápidamente la depresión, o el hecho de que el cliente ya se ha sentido frustrado al probar otros tratamientos y/o abordajes. Al comparar los resultados de las diferentes semanas, es posible proporcionar al cliente los datos para que pueda entender que la evolución clínica está en curso. También posibilita a que el terapeuta compare los avances, basado en un análisis cualitativo de cada uno de los elementos de la escala. Por ejemplo, si en la primera aplicación el cliente selecciona el "Me siento triste todo el tiempo y no puedo evitarlo" y, 3 meses después, el "No me siento triste", se pueden hacer algunas preguntas adicionales, tales como: "¿Qué hiciste antes, que podría haber contribuido a la tristeza, y luego, qué cosas nuevas hiciste que trajeron consecuencias positivas, mejorando tu estado de ánimo?"

Aunque en las primeras sesiones el inventario se utiliza como una herramienta para facilitar el diagnóstico nosológico, también permite que el terapeuta tenga una idea de los comportamientos actuales del repertorio del cliente, permitiendo una comparación posterior con los nuevos comportamientos aprendidos a lo largo de la terapia.

Elegimos la aplicación quincenal, porque, en nuestra experiencia, la forma semanal prescrita por Martell et al. (2001) a menudo no funcionaba, debido a la poca motivación de los depresivos, y también la dificultad de adherencia a los deberes difíciles de trabajar, especialmente las repetitivas.

Un problema de BDI-II es que, debido a que es una escala formulada sobre la base de los criterios de diagnóstico del DSM-IV-TR, es sensible únicamente a la medición de los síntomas. Esto ha sido una limitación en la psicoterapia, porque, además de la comprensión nosológica, también se requiere una caracterización puramente conductual de la depresión. Esto se debe a que, para medir los resultados de la terapia conductual (por ejemplo, comportamientos como la activación y la evitación), lo más lógico es el uso de instrumentos con criterios formulados a partir de una concepción contextual. Con esto en mente, nuestro manual también adoptó escalas de depresión orientadas funcionalmente, desarrolladas para la BA, como la Escala de Observación de Recompensa desde el Entorno (EROS; del inglés, Environmental Reward Observation Scale; Armento & Hopko, 2007), la Escala de Activación Conductual para la Depresión (BADS; del inglés, Behavioral Activation for Depression Scale; Kanter et al., 2006; Kanter et al., 2009; BADS-SF; Manos, Kanter & Luo, 2011) y el Índice de Probabilidad de Recompensa (RPI; del inglés, Reward Probability Index; Carvalho et al., 2011). Aplicamos EROS, BADS/BADS-SF y RPI cada 4 meses, siempre con el objetivo de comparar el progreso del cliente a través de medidas continuas, realizadas en diferentes momentos de terapia. Estas medidas en psicología clínica permiten la conducción de un proceso terapéutico basado en la evidencia. El plazo de 4 meses fue estipulado por nosotros para que el cliente tenga suficiente tiempo para presentar cambios en el repertorio de activación, y por lo tanto en las consecuencias positivas de refuerzo.

ESCALA DE OBSERVACIÓN DE RECOMPENSA DESDE EL ENTORNO (EROS)

Los autores de EROS (Apéndice 2) (Armento & Hopko, 2007) utilizaron en el título el término "recompensa" en lugar de "reforzamiento" posiblemente como un esfuerzo para alinear el instrumento a los hallazgos recientes en la investigación neurobiológica del sistema de recompensas (Manos, Kanter & Bush, 2011). El EROS es una escala de 10 ítems de tipo Likert (de 1 = totalmente en desacuerdo a 4 = totalmente de acuerdo) que se desarrolló a partir del concepto de tasa de respuestas contingentes al reforzamiento positivo (RCPR; Lewinsohn et. al., 1976). Sus ítems fueron formulados para medir el aumento de la frecuencia de comportamiento y el afecto positivo, que es una consecuencia de las experiencias de recompensa ambiental. En cuanto a las dimensiones del constructo, el objetivo es medir la magnitud del RCPR durante un período prolongado de tiempo (pasados algunos meses), e incluye elementos que abarcan tres aspectos de la RCPR (Lewinsohn et al., 1976), siendo: (a) el número de eventos que son potencialmente reforzadores; (b) la disponibilidad de los reforzadores en el ambiente; y (c) el comportamiento (habilidad) del individuo que produce el reforzamiento.

Para el cálculo, los ítems 2, 5, 6, 7 y 9 deben invertirse antes de realizar la suma de la puntuación total. Una persona que obtiene la puntuación máxima llegará a 40 puntos, y quien puntúa el mínimo alcanzará los 10 puntos (en una escala que oscila entre 10 y 40 puntos). Las puntuaciones altas indican mayores experiencias subjetivas de recompensas ambientales (Armento & Hopko, 2007).

Armento y Hopko (2007) encontraron evidencia del factor estructural, la confiabilidad y la validez de EROS en una muestra de estudiantes, incluyendo la puntuación de EROS que predicen el valor de la recompensa en el comportamiento abierto, más allá del efecto de la depresión, a la que se accedió diariamente en un período de 7 a 10 días.

ESCALA DE ACTIVACIÓN CONDUCTUAL PARA LA DEPRESIÓN (BADS Y BADS-SF)

Otras escalas que utilizamos en nuestro manual y se pueden aplicar conjuntamente con EROS (o alternativamente) son la Escala de Activación Conductual para la Depresión, versión extendida (BADS; Kanter et al., 2006; Kanter et al., 2009) y/o su versión de forma corta (BADS-SF; Manos et al., 2011).

El BADS (Apéndice 3) fue desarrollado a partir de la revisión de las concepciones comportamentales y tratamiento de la depresión formulados en el manual de Martell et al. (2001). El objetivo del mismo era desarrollar ítems sensibles a los cambios semanales en los comportamientos objetivo responsables del cambio clínico. El BADS consta de 25 ítems agrupados en cuatro subescalas (activación, evitación/rumia, afectación del trabajo/educación, afectación de la vida social). Las respuestas se calculan a partir de una medida compuesta de 7 puntos, en un continuum que va del 0 (totalmente en desacuerdo) al 6 (totalmente de acuerdo). Para determinar el BADS, todos los ítems que no indiquen activación deben tener sus índices invertidos antes de realizar la suma de la puntuación total. Para determinar las subescalas, no se debe invertir ningún elemento. Este proceso permite puntuaciones altas en la escala total y también en las subescalas. En otras palabras, en la puntuación total las tasas altas representarían un aumento en la activación, y en la subescala de deterioro social, por ejemplo, las puntuaciones altas representarían un aumento en la afectación social. Una persona que registre la puntuación máxima de activación llegará a 150 puntos, y quien registre el mínimo tendrá 0 puntos (en una escala que oscila entre 0 y 150 puntos). Las cuatro subescalas de BADS se validaron en una muestra de estudiantes (Kanter et al., 2006) y en una comunidad con elevados síntomas de depresión (Kanter et al., 2009).

El BADS-SF (Apéndice 4) es una versión breve, derivada de BADS, con 9 elementos (Manos et al., 2011). También utiliza una medida que oscila entre 0 y 6 puntos posibles por ítem. El BADS-SF se centra más directamente en los tipos de activación y en las evitaciones descriptas en el tratamiento BA de Martell et al. (2001). A diferencia de BADS, no contiene ítems de afectación, pues éstos se pueden conceptualizar como el resultado de los cambios en la activación y la evitación, en lugar de hacer parte de algún proceso externo a la BA. De forma similar a BADS, para la suma de la puntuación total, todos los ítems que no están relacionados a la activación deben tener sus índices invertidos.

Las puntuaciones altas indican un aumento en la activación. Una persona que obtenga la puntuación máxima de activación llegará a 54 puntos, y la que puntúe el mínimo alcanzará 0 puntos (en una escala que oscila entre 0 y 54 puntos). El BADS-SF demostró la adecuación de sus ítems, así como aceptables consistencias en la confiabilidad interna, validez de constructo y valor predictivo. (Manos et al., 2011).

Una ventaja de BAD-SF es que es una escala que permite una toma más rápida, y presenta ítems que son más consistentes con el modelo conceptual de depresión. Este hecho hace que el BADS-SF sea la escala de elección para la aplicación repetida junto con otros instrumentos (por ejemplo, agenda diaria y BDI-II), ya que, para muchos depresivos, un alto costo de respuesta en el llenado podría ser un obstáculo importante para el cumplimiento de la actividad.

Aplicamos el test varias veces, comparando al sujeto consigo mismo, sin el objetivo de realizar diagnósticos nosológicos. Así, uno de nuestros principales objetivos es la de obtener medidas continuas sensibles al progreso del tratamiento de activación conductual. Al comparar las diferentes puntuaciones, podemos evidenciar el progreso tanto para el terapeuta como para el cliente.

BADS y BADS-SF tienen algunas ventajas sobre EROS de acuerdo con nuestra evaluación. El EROS (Armento & Hopko, 2007) fue desarrollado para acceder a las RCPR. Sin embargo, en una inspección rápida, se observa que el EROS está principalmente orientado a acceder al contacto general con actividades "gratificantes". Las puntuaciones EROS, por lo tanto, no representan específicamente cambios en los comportamientos de activación, sino que registran cambios en la experiencia de satisfacción y recompensa con actividades a lo largo del tiempo. Ahora, el BADS y BADS-SF (BADS; Kanter et al., 2006) fueron creados para medir los cambios en los comportamientos de activación y evitación, consistentes con la teoría BA, presentando medidas de comportamiento, no del efecto del reforzamiento. La teoría que subyace a este cambio de paradigma es que los cambios en los comportamientos de activación conducirán a un aumento posterior en el reforzamiento positivo, lo que en última instancia disminuiría los síntomas depresivos de los clientes (Manos et al., 2011). Otra ventaja que vemos es que el BADS y BADS-SF son más sensibles a los cambios puntuales en el tiempo porque tienen como consigna pedir al cliente que informe de lo que sucedió en la "última semana", y no en un período tan prolongado de "algunos meses pasados", como se prescribe en la consigna de EROS.[5]

5 Es importante destacar que en la adaptación al español, la consigna fue cambiada (Apéndice 2; Barraca & Pérez Álvarez, 2010) retirando lo relacionado al periodo de tiempo, "algunos meses".

ÍNDICE DE PROBABILIDAD DE RECOMPENSA (RPI)

A partir del mismo grupo de creadores de EROS, el RPI (Apéndice 5) fue desarrollado para atender dos críticas dirigidas a EROS: que no abordaría adecuadamente las RCPR y la de tener algunos ítems que se confunden con los criterios de diagnóstico de la depresión (por ejemplo, el ítem "Las actividades que solían ser placenteras ya no son gratificantes" se confunde con la anhedonia).

El RPI es una escala auto aplicada de 20 ítems dispuestos en dos factores: (a) probabilidad de recompensa y (b) supresores ambientales. Los participantes puntúan en una escala del tipo Likert de 4 puntos, los totales suman de 20 a 80, con puntuaciones altas que sugieren una mayor probabilidad de recompensa y pocos supresores ambientales que inhibirían el acceso al reforzamiento. Para la suma de la puntuación total, todos los ítems que implican supresores ambientales deben tener sus índices invertidos.

El estudio de validación inicial (Carvalho et al., 2011) encontró que las puntuaciones RPI tuvieron una correlación significativa con medidas de depresión, ansiedad, percepción del apoyo social, recompensas ambientales (EROS) y activación conductual (BADS).

Una desventaja que también vemos en RPI en comparación con BADS y BADS-SF es que las consignas, en forma similar a lo que sucede con EROS, describe un período de tiempo muy largo (por ejemplo, los últimos meses). Un mérito de RPI en comparación con las mismas escalas es tener enumerados ítems que describen los supresores ambientales que no son necesariamente de control directo o responsabilidad del cliente, incluso si el cliente tiene que mostrar nuevos comportamientos para producir reforzamiento positivo. En este sentido, se podría abordar los cambios que ocurrieron en la vida del cliente y que lo llevaron a desarrollar un repertorio depresivo (por ejemplo, la muerte de un ser querido). En BADS, por otro lado, las consecuencias ambientales negativas siempre serían consecuencia de algún comportamiento evitativo del cliente, lo que podría limitar las posibilidades de análisis del fenómeno clínico.

Capítulo 7

Conduciendo la activación conductual: estructura fundamental de las sesiones

La evaluación funcional de Sturmey (1996) orienta gran parte de nuestro trabajo en la formulación de la conceptualización inicial del caso. Aún cuando el objetivo es finalizar la evaluación en unas pocas sesiones, las características de los clientes con depresión a menudo terminan demandando flexibilidad al terapeuta en la realización del tratamiento. Los clientes que presentan en su relato rupturas recientes de relación, como por ejemplo luego de un largo noviazgo o un matrimonio, a veces necesitan hablar mucho sobre la pérdida, y termina restando tiempo a la evaluación. En este sentido, diseñamos un manual de activación conductual (BA) que se centre en la contingencia de la interacción punto a punto con el cliente. Aunque hoy exista un cierto consenso entre los principales autores, que la BA es una terapia breve para el tratamiento de la depresión (Dimidjian et al., 2011), la recopilación de información no debe interferir en el proceso de formación del vínculo terapéutico, y esta es una regla del tratamiento para los depresivos que, a nuestro juicio, es innegociable.

Afirmar esto es estar sensible al hecho de que la recopilación de datos, ya sea en la entrevista psicológica o en la aplicación de instrumentos, debe llevarse a cabo tomando en cuenta siempre el comportamiento colaborativo del cliente. Destacamos que esta forma de atención es posible solo porque es un manual que se aplica sin la urgencia de plazos institucionales fijos, como lo que ocurre en contextos hospitalarios, en el caso de la Activación Conductual Breve para la Depresión (BADT; Lejuez et al., 2001). El manual BA-IACC proporciona directrices para su aplicación en el contexto de la atención privada, por lo tanto sensible y maleable a las contingencias del vínculo terapéutico. Vemos, sin embargo, la posibilidad de aplicación en contextos hospitalarios más flexibles, lo que acerca el BA-IACC a la Psicología de la Salud desde una perspectiva conductual (Hübner et al., 2016).

Tomando este cuidado, especialmente en las sesiones iniciales, llevamos a cabo el tratamiento, preocupados por el costo-efetividad y orientado a proporcionar atención manualizada efectiva y que pueda ser breve.

PRESTANDO MUCHA ATENCIÓN A LOS COMPORTAMIENTOS DE EVITACIÓN PASIVA A LO LARGO DE LA BA-IACC

Según Sidman (1989), la evitación pasiva es reforzada disminuyendo la intensidad, posponiendo o evitando la producción de estímulos aversivos. A corto plazo, produce una disminución de los sentimientos de disforia involucrados en eventos aversivos, pero a mediano y largo plazo la evitación no elimina la fuente aversiva. La relación entre la respuesta ineficaz y la consecuencia debe ser mostrada al cliente.

La ejecución del análisis funcional permite al cliente ser consciente de las consecuencias producidas a corto, mediano y largo plazo. Martell et al. (2001) sugieren la enseñanza de un análisis funcional basado en las siglas TRAP (del inglés, *trigger, response, avoidance, pattern*) relacionado con el comportamiento de evitación pasiva y TRAC (del inglés, *trigger, response, alternative coping*), con patrones alternativos de afrontamiento relacionados, que son evitaciones activas. Utilizamos los acrónimos GEE y GEA como adaptación al español. GEE representa la evitación pasiva y GEA, evitación activa. La Tabla 5 ilustra la adaptación.

Tabla 5 Acrónimos TRAP y TRAC adaptados al idioma español

GEE (TRAP)	GEA (TRAC)
Gatillo(S^D y CS)	Gatillo (S^D y CS)
Emoción negativa (conducta respondiente)	Emoción negativa (conducta respondiente)
Evitación (conducta de evitación "pasiva")	Afrontamiento (conducta de evitación activa)

TRAP (*trigger, response, avoidance pattern*); TRAC (*trigger, response, alternative coping*).

En la representación propuesta de análisis funcional guiado por las siglas, G (gatillo) tiene la función de estímulo discriminativo (SD) para el comportamiento de evitación pasiva o activa, y la función del estímulo condicionado para la conducta respondiente relacionada con el sentimiento de disforia. Este análisis funcional basado en respondientes es útil, porque la sensación de disforia producida en el contexto es fácil de identificar por parte del cliente, sirviendo como guía para el cambio de comportamiento.

GEE y GEA implican comportamientos reforzados negativamente. Los adjetivos "activo" y "pasivo" se refieren a los dos tipos de evitación, como propuso inicialmente Ferster (1973). La evitación pasiva disminuiría la intensidad, retrasaría o evitaría temporalmente el contacto con la fuente de estimulación aversiva. La fuente de la estimulación aversiva generalmente es el comportamiento del otro en las relaciones humanas, las personas con las que el depresivo tiene su interacción diaria. Como ejemplo, considere una relación interpersonal conflictiva, en la que el interlocutor del cliente es un jefe inflexible en el trabajo. Las evitaciones pasivas podrían ocurrir cuando necesita tratar directamente con él los problemas del trabajo (gatillo), el cliente siente ansiedad (emoción negativa), y decide recurrir a colegas o superiores (evitación pasiva). Por otro lado, un comportamiento de evitación activa puede modificar significativamente la relación entre los dos personajes, con el fin de eliminar (o disminuir significativamente la frecuencia) el comportamiento del jefe que tiene una función aversiva para el cliente. Abordajes de esta naturaleza podrían ser, por ejemplo, quejarse del trabajo directamente con el jefe, asumir una tarea desafiante o solicitar una promoción.

Es importante destacar que, aunque este recorte del análisis funcional no está orientado a describir las consecuencias de los comportamientos del cliente, el terapeuta siempre puede hacer preguntas adicionales en la sesión. La simplificación de este modelo tiene como objetivo facilitar la realización por parte del cliente, dadas las dificultades que entraña la ejecución del análisis.

USO DE ESCALAS PARA MEDIR LOS COMPORTAMIENTOS DE EVITACIÓN PASIVA Y AFRONTAMIENTO

El Inventario de Depresión Beck (BDI-II; Beck et al., 1996) se utiliza en las sesiones como una ayuda en la formulación del diagnóstico y la evaluación funcional, y también para medir el grado de severidad de los síntomas depresivos. Este ha sido un recurso útil para el registro inicial del repertorio del cliente y para el seguimiento de la evolución de los casos. Para ello, realizamos repetidas aplicaciones del inventario, bajo un régimen quincenal, siguiendo el modelo de Lejuez et al. (2001)[6]. Además, aplicamos las escalas EROS, BADS/BADS-SF, o inclusive RPI, solos o en alguna combinación de ellas, para medir continuamente los comportamientos de afrontamiento y de evitación, la probabilidad de efecto reforzador y los cambios ambientales. El uso de estas escalas es interesante porque mide la depresión del cliente desde una perspectiva analítica conductual. Estas escalas se aplican una vez cada 4 meses, exclusivamente para la comparación basada en mediciones continuas, es decir, para la comparación clínica del cliente consigo mismo.

---

6 Más detalles sobre la aplicación de escalas se encuentran en el Capítulo 6, "Escalas para mediciones continuas de comportamientos depresivos".

ENSEÑANDO LA RACIONALIDAD DE LA BA

Además de las escalas aplicadas en las primeras sesiones, presentamos la racionalidad de la BA, con respecto al modelo etiológico de la depresión y el tratamiento de activación conductual. Al final de la primera sesión, damos un texto explicativo sobre el tratamiento BA (Apéndice 6), tomada de Martell et al. (2001). En la segunda sesión, se reserva un espacio para que el cliente comprenda el contenido, para responder cualquier pregunta que pueda surgir. El terapeuta aprovecha esta oportunidad para explicar de nuevo sobre la lógica de BA al cliente.

Se destaca la importancia de que el cliente esté de acuerdo con la racionalidad ofrecida en la BA. Addis y Jacobson (1996), reexaminando los datos del estudio del análisis de componentes de la terapia cognitiva (Jacobson et al., 1996), encontraron que el resultado de la BA estaba correlacionado con la respuesta positiva de los clientes a la lógica del tratamiento y también a las primeras conductas de activación. La conclusión a la que llegaron sugiere que el terapeuta debe dar gran importancia a los eventos que tienen lugar al principio de la terapia. Más recientemente, la gran necesidad de una respuesta positiva del cliente a la misma también se puso de relieve en la versión revisada de BATD (BATD-R; Lejuez et al., 2011). La atención a la racionalidad ofrece una gran implicancia para el desarrollo de la alianza terapéutica, que puede ser decisiva para el resultado positivo del caso, en donde el cliente construye una comprensión sobre los fundamentos del tratamiento, que tendrá implicancias directas en su colaboración a lo largo de todas las sesiones.

Sin embargo, toda la lectura del texto, la re explicación de la racionalidad en sesión y el intercambio de preguntas y respuestas resultaron insuficientes cuando comenzamos a formular nuestro manual. Aunque muchos clientes estaban sinceramente convencidos de que las actividades dirigidas tendrían efecto antidepresivo, en el momento de mayor dificultad en la ejecución de alguna resolución de problemas, invariablemente terminaban tratando de evitar el desafío, alegando problemas que lo impedían, con explicaciones causales como por ejemplo "no puedo por mi depresión", "mi temperamento no me permite" o "estoy muy triste para lograr hacerlo". Con esto daban razones para evitar, basados en instancias internas, sugiriendo notablemente que tendrían que cambiar algo (por ejemplo, "en la mente" o en los "neurotransmisores" cerebrales) para sólo así poder participar en comportamientos de afrontamiento. Las explicaciones basadas en instancias internas se enseñan en la cultura, e incluso muchas tradiciones serias en psicología y psiquiatría terminan transmitiendo esta idea. Es importante destacar que no se cuestionan las explicaciones internalistas desde el punto de vista científico, mas bien es enseñar al cliente a centrarse en la función de lo que se dice, cuando se alegan obstáculos insuperables en el momento del contacto con las actividades. Por ejemplo, si la función de una declaración como esta es que el terapeuta renuncie a la solución al problema, entonces el terapeuta puede estar reforzando un comportamiento de evitación pasiva del cliente que interfiere con la activación.

Como alternativa a este problema, sugerimos el moldeado de la racionalidad en el repertorio verbal de los clientes. En lugar de simplemente explicarla, moldeamos esta interpretación basada en las explicaciones iniciales de causalidad traídas por los clientes. La viñeta a continuación es de un caso atendido por la segunda autora, que fue adaptada para ilustrar cómo se realiza este moldeado en sesión. En el, Clara, una joven estudiante que estaba tomando por séptimo año los cursos preparatorios para el examen de ingreso a medicina, buscó tratamiento para el trastorno depresivo mayor (BDI-II: 27). La cliente no estaba pudiendo ir a clases o incluso estudiar en casa. Pasaba la mayor parte del tiempo viendo la televisión o durmiendo. En la tercera sesión, a pesar de que ya se le había dado el texto sobre la racionalidad, la terapeuta tuvo que moldear la comprensión de la cliente de los procesos involucrados en el BA-IACC.

Terapeuta: Clara, ¿cómo estuvo el cursillo durante esta semana?

Cliente: No pude ir a las clases del cursillo. He estado realmente muy llorosa toda la semana. Me despertaba tarde y pasé la mayor parte de mi tiempo viendo series. Después volvía a la cama, y así fueron pasando mis días.

Terapeuta: ¿Y lograste resolver algún ejercicio del folleto en la casa, a pesar de no haber conseguido ir a clases?

Cliente: No, incluso hasta intenté abrir el folleto el miércoles, pero cuando lo hice, empecé a pensar en todos estos años de esfuerzo y frustración. Todo el mundo va a la universidad, pero para mí esto está lejos de ser una realidad. Mientras no salga de mi depresión, nunca podré estudiar ni ir a clase. El problema es mi depresión.

Terapeuta: Déjame ver si entendí bien. ¿Me estás diciendo que no conseguiste hacer de otra manera, o sea, no conseguiste estudiar por causa de la depresión?

Cliente: Así es. Estoy muy frustrada y desmotivada por todo esto. No tengo ganas de hacer otra cosa. Y también estoy comiendo muy mal.

Terapeuta: A lo largo de estos siete años de cursos preparatorios, ¿alguna vez has podido estudiar o asistir a clases?

Cliente: Los primeros cuatro años hice en uno de los cursillos más prestigiosos de la ciudad. Sin embargo, por supuesto, sabes cómo es, en el primer año las cosas son más fáciles, pero después tienes que ver todo de nuevo, los chistes, las musiquitas, la rutina con los mismos profesores, eso realmente va siendo extremadamente difícil. Y ahí entré en depresión. Entonces decidí probar otro curso preparatorio para tratar de refrescar la experiencia. Conocí a tres amigas en ese momento y empezamos a estudiar juntas. Nos íbamos a las clases por la mañana, y por la tarde estudiamos en el curso para poder sacarnos las dudas con los profesores. En ese momento estaba más entusiasmada. Al final del día incluso podía ir al gimnasio. Iba al gimnasio a correr en la cinta y luego volvía, cenaba, tomaba una ducha y estudiaba un poco más por la noche.

Terapeuta: Parece que los amigos y el contexto del nuevo curso le habían dado una motivación extra. Y además de eso, ¿quedaba energía para ir al gimnasio? Me quedo muy sorprendida.

Cliente: Sí! Parecía que no tenía más depresión. Pero desafortunadamente el problema comenzó de nuevo durante el examen de ingreso de invierno. Mis amigas y yo habíamos programado viajes y hoteles juntas a otras ciudades para probar los exámenes de ingreso. Pero yo quería medicina, el curso más solicitado que existe en este país. Y ellas querían intentar psicología y derecho, y ya sabes, son cursos mucho más fáciles de entrar. No estoy descalificando, pero es cierto. Luego vinieron los resultados. Fueron aprobadas y yo no. Tuve que continuar la cosa, volver al cursillo. Pero ahí gradualmente la motivación se fue acabando, y para empeorar las cosas, ya no tenía la compañía de ellas. La depresión volvió y me impidió estudiar.

Terapeuta: Realmente imagino tu frustración con todo esto. Todo el nuevo escenario que inicialmente te había dado una nueva esperanza, y luego las cosas no salieron como realmente soñaste. Quería en este punto que me contaras un poco más sobre estos años del cursillo. Por ejemplo, en este último año, entiendo que actualmente no puedes ir a clase, pero, ¿hubo un momento en el que dirías que sí eras capaz de estudiar más?

Cliente: Hubo un período, creo que un par de semanas a mediados de este año, cuando mi madre decidió dejar mi ciudad y venir aquí para ayudarme. Y, detalle, yo no le pedí que venga. Es una maestra jubilada, ¡así que ya te imaginas cómo me fue! Vino sin previo aviso, es muy controladora. Compró todo para abastecer la casa, cocinó y empezó a levantarme temprano. Programaba mis actividades en el pizarrón pegado a mi pared. Abría todas las ventanas por la mañana. ¡Y me acompañaba a ir al cursillo a pie todos los días! No tuve paz. Fue muy difícil. Para cuando volvía al mediodía, el almuerzo estaba listo. Almorzábamos, miramos un poco de televisión, y ella ya me preguntaba si no iba a estudiar. Así que mientras estudiaba ella seguía haciendo croché cerca mío. Fueron dos semanas así, supongo. Tratamiento de choque, ¿entiendes? Amo a mi madre, pero es dura e intransigente con todo esto. Parecía un perro policía controlándome.

Terapeuta: Y al final de las dos semanas, ¿cómo te fue para estudiar? Quiero decir, ¿hubo alguna diferencia en tu motivación en comparación con lo que fue el primer día?

Cliente: En los primeros días yo me arrastraba. Era difícil acompañar el contenido de las clases. Por suerte, como ya había hecho el cursillo antes, rápidamente recordé las clases de los otros años. Pero, sí, era cada vez más fácil seguir las clases. Recordando ahora, creo que estudiar en casa también estaba mejorando. Fue bueno poder terminar algunas tareas en los folletos.

Terapeuta: Eso con respecto al estudio, y ¿cómo estuvo tu estado de ánimo al final de la segunda semana?

Cliente: (Risas). La depresión me había dado una tregua.

Terapeuta: Clara, puedes percibir que, en tu historia como estudiante de la preparatoria, tuviste dos experiencias de períodos en los que pudiste estudiar y asistir a clases. Cuando te cambiaste de cursillo, hiciste amigas, y por supuesto te ayudaron. Pero el hecho es que, al involucrarte con las materias, has estado sintiéndote alejada de la depresión. Dijiste que sentías más motivación e incluso lograbas ir al gimnasio religiosamente. Tenías energía. Y más recientemente, a pesar de que tu madre te obligaba, especialmente en los primeros días, poco a poco te estabas involucrando con las clases y los estudios. Con eso te sentiste motivada y tu tristeza ha disminuido.

Cliente: Sí. Veo que cuando estudio acabo sintiéndome mejor, al final. Y sé que es difícil, pero estoy convencida de que no tendremos otra manera, ¿verdad?

Terapeuta: Trabajaremos de esta manera a lo largo de nuestra terapia. Paradójicamente, cuando logramos comportarnos hacia lo que es importante para nosotros, es cuando estas actividades tienen un efecto positivo en nuestro estado de ánimo. En la acción está el tónico antidepresivo, ¿sabes? Comparativamente, cuando no estudias, terminas sintiéndote frustrada, piensas en cosas muy negativas sobre ti y poco a poco haces cada vez menos. Es una bola de nieve.

Cliente: Eso es lo que decía ese texto... Va a ser difícil. Te voy a necesitar mucho.

Terapeuta: Seguiremos juntas.

El moldeado del repertorio verbal interpretativo de Clara se llevó a cabo de la siguiente manera: en primer lugar, la terapeuta se aseguró de que la explicación inicial de la cliente se basaba en alguna instancia interna, es decir, se aseguró de entender el mensaje pasado por la cliente de que no podía estudiar "debido a la depresión". Ese sería el registro de la línea base a partir de la cual la terapeuta inició el reforzamiento de pequeñas instancias interpretativas del comportamiento verbal hacia una comprensión más contextual, a una explicación funcionalmente orientada. Solicitó, a través de preguntas, que la cliente describa períodos en los que sí fue capaz de estudiar y, después de las respuestas, estaba reforzando diferencialmente pequeñas instancias interpretativas que describía la correlación de los comportamientos de estudio con la mejora en el estado de ánimo y la motivación. La terapeuta también tuvo la oportunidad de obtener el informe de más de un episodio en el que la cliente fue capaz de estudiar. Clara había tenido experiencias positivas en el pasado cuando cambió de cursillo y, más recientemente, con la visita de su madre a principios de ese año.

La solicitud de múltiples episodios fue interesante porque facilitó a la terapeuta mostrar a la cliente la regularidad del efecto antidepresivo de los comportamientos de afrontamiento. Al final del moldeado, la terapeuta inició una síntesis interpretativa ayudando a la cliente a realizar parte del análisis final, que sería la respuesta objetivo. La terapeuta entonces pudo medir la comprensión de la cliente de manera más segura, porque llevó a cabo el moldeado a partir de descripciones de episodios experimentados por la cliente. En última instancia, reunió la racionalidad de BA descrita en el texto de la realidad de los hechos vividos en la historia de la cliente.

Desde un punto de vista técnico, una interpretación del comportamiento es una regla que se ha sido formulada. Y que puede ser seguida. Si el seguimiento de la regla produce un reforzamiento por la correspondencia punto a punto entre lo que se describió por la regla y el evento ambiental, entonces esta regla será del tipo "seguimiento" (Hayes, Zettle & Rosenfarb,1989). Así, por ejemplo, el seguimiento de una regla como "si trato de estudiar, puedo progresar en la resolución de ejercicios de folletos" puede controlar un comportamiento de afrontamiento, que, si tiene éxito, produce un efecto antidepresivo.

Como terapeutas de BA-IACC, estamos convencidos de que el moldeado es mucho más eficaz para la enseñanza de nuevos repertorios, ya que permite el reforzamiento diferencial de pequeños avances. A veces podría suceder que el terapeuta necesite moldear la racionalidad del tratamiento a partir de otras contingencias relatadas por el cliente. A medida que el cliente es reforzado en los pequeños avances hacia la mejora de la condición depresiva, también se refuerzan sus interpretaciones funcionalmente orientadas del nuevo comportamiento aprendido.

IDENTIFICAR LOS COMPORTAMIENTOS OBJETIVO A PARTIR DE EXPLICACIONES MENTALISTAS APORTADAS POR EL CLIENTE

Los clientes aprenden a asumir causalidades mentalistas a sus comportamientos y traen estas explicaciones a lo largo del tratamiento. A diferencia del caso discutido anteriormente sobre el moldeado de la racionalidad de la BA, en un nuevo contexto, considere que el análisis presentado por la cliente no tendría una función directa de evitar alguna actividad de afrontamiento. En este caso, podría ser la forma en que ella pueda explicar la dificultad por la que está pasando. Un caso muy frecuente es el término autoestima, muy extendido en programas de televisión o artículos de revistas y periódicos. Así, por ejemplo, la cliente puede decirle al terapeuta que está "sintiéndose terriblemente triste debido a su baja autoestima", bajo una situación en la que está emitiendo un tacto (tacting) de los sentimientos vividos en la última semana.

Con el fin de abordar las quejas involucradas, Kanter et al. (2009) guían al terapeuta a descomponer las explicaciones mentalistas con preguntas en las que solicitan descripciones de comportamientos y contextos en los que se produciría la experiencia de baja autoestima. Por ejemplo, el terapeuta podría preguntar "¿Podría decirme qué está sucediendo cuando sientes que tienes baja autoestima?", o incluso "¿Hay momentos en los que dirías que tu autoestima es alta?".

Una vez más, nuestra experiencia con las preguntas ha demostrado la necesidad de moldear explicaciones orientadas funcionalmente, porque incluso cuando el cliente presenta respuestas adecuadas a las preguntas, es evidente en su discurso que en realidad permanecieron alineados con la idea de autoestima de sentido común. Ejemplificamos la forma en que llevamos a cabo el moldeado en nuestro manual BA-IACC a partir del extracto de un caso clínico. Fernanda, una competente profesional de la salud diagnosticada por nosotros con trastorno depresivo mayor (BDI-II: 14), estaba experimentando sentimientos de baja autoestima por comportamientos que había estado teniendo en su vida afectiva, un área de gran importancia para la cliente. En la séptima sesión, la terapeuta llevó a cabo el moldeado como se describe a continuación.

Terapeuta: Fernanda, ¿cómo estuvo tu semana?

Cliente: Y... Este fin de semana me las arreglé para salir con las chicas. Fuimos a una fiesta y eso salió pésimo. Las chicas enseguida empezaron a coquetear con unos chicos y me dejaron sola. Fue entonces cuando un chico "bajito" de este grupo de amigos se me acercó. Me quedé tan frustrada que inmediatamente le advertí, antes de cualquier comienzo de conversación, que no terminaría teniendo sexo con él bajo ninguna circunstancia. Reaccionó enojándose y me dejó hablando sola. Se fue.

Terapeuta: ¿Y luego qué pasó?

Cliente: Luego fui al baño de mujeres y en el camino otro chico que estaba borracho se me acercó. Me decepcioné, pensando que sólo puedo atraer a hombres feos y borrachos, a diferencia de mis amigas, que siempre se divierten con hombres mucho más interesantes. Esto sucede debido a mi baja autoestima. Las chicas son más divertidas, no pasan por esto al tener buena autoestima.

Terapeuta: Déjame ver si entiendo. ¿Porque tienes una baja autoestima, no lograste conocer a alguien agradable? ¿Y cómo te sentiste después, por ejemplo, al día siguiente?

Cliente: Me desperté muy mal y no pude levantarme de la cama todo el día. Me estaba auto recriminando por tener baja autoestima, pensando en cómo la vida para mí era mucho más difícil. ¿Será que no puedo conocer a alguien interesante un sábado por la noche?

Terapeuta: Fernanda, ¿hubo alguna otra vez cuando saliste y fue diferente? ¿En que has conocido e interactuado con alguien que te pareció interesante?

Cliente: Durante la última copa del mundo, mis amigas y yo decidimos ver un partido donde jugaba Brasil en un pequeño bar fuera de la ciudad. Entramos en clima de fiesta, ¿sabes? Nos producimos como debe ser, con la remera de la selección, maquillaje y pelucas verde y amarillo. Toda la onda. Y en el bar, unos chicos de la mesa de al lado empezaron a hablar con nosotras, intentando contactar. Fue cuando uno de los chicos se acercó a mí y empezó a hablar conmigo. Entonces traté de ser receptiva, hablando. Me contó que vino a estudiar a la ciudad y que ahora era ingeniero de una gran compañía. Era un chico trabajador y esforzado. Parecía divertido. También vi que era una persona que valoraba mucho a su familia.

Terapeuta: Y parece que estabas interesada en él.

Cliente: ¡Incluso di un beso! Pero al final del día, a la hora de irme, terminé dando mi número de teléfono equivocado. Lo hice porque las chicas siempre hacen eso. Terminé profundamente arrepentida.

Terapeuta: ¿Y cómo te despertaste al día siguiente?

Cliente: Estuve feliz todo el día. Estaba muy contenta. Lástima que perdí su contacto.

Terapeuta: ¿Y como te sentías respecto a tu autoestima?

Cliente: Sí, yo diría que tenía alguna "autoestima"(risas)

Terapeuta: Ah, genial. Me contaste dos episodios en los que saliste a coquetear, a conocer gente. En la primera situación, el chico, al que llamaste de bajito, terminó acercándose a ti y de repente rechazaste su iniciativa de interacción. ¿Y qué terminaste sabiendo de él?

Cliente: Nada, porque no le di ninguna oportunidad. Las chicas dijeron que no pude conocerlo mejor porque le corté. Estuve de acuerdo con ellas.

Terapeuta: Ese es el punto. Como no pudiste hablar con él, no sabrás quién era el chico, si era alguien agradable, trabajador o dedicado a la familia. Dejaste el lugar enojada y al día siguiente estabas muy triste, sintiéndote desesperada. ¿Tuviste sentimientos de baja autoestima?

Cliente: Mucho. Todo el día. Fue horrible. Estaba enojada y luego triste por mi situación. Debí haberle dado una oportunidad.

Terapeuta: En el otro episodio, estabas más abierta al contacto, permitiendo la interacción con ese segundo chico. Como resultado, supiste que era genial y trabajador, que parecía tener un buen futuro. Y al otro día, experimentaste un sentimiento de buena autoestima. Por lo tanto, lo que destaco es esto: su postura de hablar e interactuar puede producir un posible contacto romántico, así como buenos momentos con amigos. Te arreglaste para coquetear, como tus amigas, ¿no? Lo que quiero mostrarte es que nuestros comportamientos activos están estrechamente relacionados con el sentimiento de autoestima. La autoestima se experimenta contextualmente, siempre sucede en relación con nuestros éxitos en lograr algo que es valioso para nuestra vida, como coquetear o conocer a alguien agradable.

Cliente: Lo entendí. Quiero intentarlo.

Terapeuta: Absolutamente.

La terapeuta comenzó a moldear basándose en la interpretación de la cliente, más concretamente, que no podía coquetear porque no tenía una buena autoestima. La respuesta final, en el contexto del coqueteo, fue llevar al cliente a describir que la sensación de baja autoestima se producía como consecuencia de no haber interactuado con el chico. Por eso ni siquiera tuvo la oportunidad de conocerlo mejor. Otra respuesta objetivo fue que el cliente identificara que su postura más activa en el pasado abrió la oportunidad de descubrir a alguien "interesante", lo que la llevó a tener sentimientos de mejor autoestima. El objetivo del moldeado es que el cliente aprenda que el sentimiento de autoestima es el producto de una historia de reforzamiento, y en este sentido su experiencia actual se lleva a cabo contextualmente. Por esta razón, los comportamientos involucrados bajo la etiqueta de "autoestima" no pueden ser la explicación causal de la experiencia, sino parte de lo que debe explicarse.

USO DE LA AGENDA DIARIA DE ACTIVIDADES

La Agenda Diaria de Actividades debe utilizarse semanalmente. Se utiliza para la evaluación inicial del repertorio de línea base y para la comparación posterior con los progresos del cliente a lo largo de las semanas. En la agenda utilizamos escalas de dominio y placer, de 0 a 5, como propone Beck et al. (1979). La escala de dominio representa el grado en que el cliente pudo realizar adecuadamente una tarea. La escala de placer representa cuanto agrado producen las actividades experimentadas. Desde el punto de vista analítico conductual, la escala de placer representa las consecuencias a corto plazo y la escala de dominio, las a largo plazo (Kanter et al., 2009). La Tabla 6 presenta un modelo de Agenda Diaria de Actividades.

Tabla 6 Actividades desarrolladas por la cliente durante la fase de intervención

	Lunes	Martes	Miércoles	Jueves	Viernes	Sábado
Mañana	Va al salón de belleza de la mamá. Ganas de quedarse en la casa P-3 D-5	Va al salón de belleza de mamá. Interactúa para distraerse P-5 D-5	Con "Una resaca de aquellas" de ayer en el salón P-5 D-5	Se levanta de buen humor. Va al mercado P-3 D-5	Se levanta de buen humor. Va al salón. A veces sientes tristeza P-3 D-5	No va al salón, pero se siente bien por primera vez P-3 D-3
Tarde	Intenta mucho interactuar con la gente en el salón. "Lucha" contra el sueño P-3 D-5	Interactúa en el salón. Pasa una buena tarde. Sensación de angustia a veces P-5 D-5	Terapia. Dice que se está descu-briendo" P-5 D-5	Duerme en la casa P-0 D-0	Procura mucho interactuar con la gente en el salón. "Lucha" contra el sueño P-5 D-5	Mira los partidos de la Copa del Mundo. Tome una siesta P-2 D-2
Noche	El hermano cena en casa de la cliente P-5 D-5	Interactuan-do con la gente en el salón. Sensación de angustia y ansiedad a veces P-3 D-5	Sale con la mamá a devolver algunos productos de la tienda P-5 D-5	Duerme en la casa. Cuando se despierta, siente euforia y aprieto en el corazón P-0 D-0	Ver la televisión con su hermano y dormir a tiempo P-5 D-5	Sale a cenar con la mamá y el padrastro P-1 D-1

La agenda se utiliza para identificar los contextos en los que se producen evitaciones pasivas, para la programación de afrontamientos orientados y para el enriquecimiento con actividades con potencial de reforzamiento positivo. Lo registrado en la agenda es sensible a las actividades en contextos antecedentes y sentimientos elicitados. Se pueden hacer preguntas adicionales en la sesión para el análisis de las consecuencias de los comportamientos objetivo.

Hemos utilizado la tabla con registros para períodos enteros, como mañana, tarde y noche, porque en nuestra experiencia hay pocos clientes con depresión que tienen motivación suficiente para completar las actividades hora a hora. El problema aumenta cuando a esa actividad le añadimos la toma de inventarios, como el BDI-II. Sumando, las tareas pueden ser cansadoras. De esta manera, las facilitamos, aumentando la probabilidad de que la actividad tenga éxito. Siempre animamos a los clientes a rellenar al final de cada día, cuando es todavía fácil recordar todas las experiencias vividas.

USO DEL CUESTIONARIO DE VALORES

Durante la intervención, basada en las actividades enumeradas en la agenda, elegimos aquellas relacionadas con los valores de vida del cliente. Esta intervención fue formulada por Hayes, Strosahl y Wilson (1999) como un componente de la terapia de aceptación y compromiso (ACT), siendo incorporada a la BA años más tarde (Lejuez et al., 2001) para acelerar y diversificar la agenda de enriquecimiento. Para Hayes et al. (1999), los valores son consecuencias globales de la vida, que se construyen verbalmente. En este sentido, son reglas aprendidas en la historia del individuo, y su seguimiento puede producir un reforzamiento positivo, a medio y largo plazo. Las personas formulan sus valores personales en base a las experiencias que han sido reforzadas. Por lo tanto, un valor como "estar más en contacto con mis padres" puede haber sido formulado cuando el cliente ha estado teniendo muchas de sus interacciones positivamente reforzadas por los padres a lo largo de su desarrollo. Habiendo obtenido apoyo incondicional en los momentos en que se mostró vulnerable, amor en el momento en el que expresó afecto y cuidado, confianza cuando mostró una postura, son algunos ejemplos de contingencias pasadas de interacción entre padres e hijos, y estarían en el origen del aprendizaje de este valor.

Con la ayuda del inventario, el cliente enumera sus valores de vida o los valores que le gustaría desarrollar. A continuación, se abordan las siguientes áreas:

- Relaciones familiares (por ejemplo, "¿Qué tipo de hermano/hermana, hijo/hija, padre/madre te gustaría ser?", "¿Qué cualidades son importantes en las relaciones con estas personas en tu familia?")
- Relaciones sociales (por ejemplo, "¿Cuál sería una relación ideal para ti?", "¿Qué habilidades podrían ser mejoradas en las relaciones con tus amigos?")
- Relaciones íntimas (por ejemplo, "¿Cuál es tu papel en una relación íntima?", "¿Estás actualmente involucrado en algún tipo de relación íntima, o te gustaría estar?")
- Educación/formación (por ejemplo, "¿Te gustaría participar en algún tipo de curso o recibir algún tipo de formación especializada?", "¿Qué te gustaría aprender mejor?")

- Trabajo/carrera (por ejemplo, "¿Qué tipo de trabajo te gustaría tener?", "¿Qué tipo de profesional te gustaría ser?")
- Pasatiempos/recreación (por ejemplo, "¿Hay algo especial que te gustaría hacer, o nuevas actividades que te gustaría probar?")
- Servicio voluntario/caridad/actividades políticas (por ejemplo, "¿Qué contribuciones le gustaría hacer a la comunidad en general?")
- Actividades físicas/hábitos de salud (por ejemplo, "¿Te gustaría cambiar tu dieta, rutina de sueño o ejercicio?")
- Espiritualidad (por ejemplo, "¿Qué significa para usted la espiritualidad?", "¿Está satisfecho con esta área de su vida?")
- Preguntas psicológicas/emocionales (por ejemplo, "¿Cuáles son tus objetivos para este tratamiento?", "¿Habría otros problemas además de la depresión que te gustaría tratar?")

La Tabla 7 representa el modelo de un Cuestionario de Valores, adaptado de Hayes et al. (1999).

Tabla 7 Cuestionario de valores

Área	Descripción de Valores	Grado de importancia (0 a 10)	¿Qué tan consistentes han sido sus comportamientos con este valor en la última semana? (0 a 10)
Relaciones familiares			
Relaciones sociales			
Relaciones íntimas			
Educación/ Entrenamiento			
Empleo/Carrera			
Pasatiempos/ Recreación			
Voluntariado/ servicio de caridad/ actividades políticas			
Actividades físicas/ hábitos de salud			

(continúa)

Tabla 7 Cuestionario de valores (*continuación*)

Área	Descripción de Valores	Grado de importancia (0 a 10)	¿Qué tan consistentes han sido sus comportamientos con este valor en la última semana? (0 a 10)
Espiritualidad			
Problemas psicológicos/ Emocional			

Dentro de cada área de la vida, el cliente enumerará los valores específicos en la segunda columna. Pueden ser valores en el área de "Relaciones familiares", por ejemplo, "estar con mis padres por más tiempo" o "mejorar la relación con mi hermana". Cada uno de estos valores recibiría notas subjetivas de importancia de 0 a 10. La última columna, acerca de los comportamientos consistentes con el valor en la última semana, es de particular interés. Los comportamientos valiosos pondrán al cliente en contacto con posibles reforzadores positivos, y este es el objetivo fundamental de BA. La activación basada en el valor mantendrá al cliente comportándose bajo el control de las consecuencias positivas de refuerzo positivo a medio y largo plazo, lo que es incompatible con los comportamientos de evitación pasiva.

Capítulo 8
La punición social en el aprendizaje de comportamientos depresivos y ansiosos

En su análisis funcional de la depresión, Ferster (1973) destacó que para una concepción adecuada de la depresión sería esencial analizar cómo las contingencias de control aversivo interfieren en la tasa de respuestas contingentes al reforzamiento positivo (RCPR). El diagnóstico diferencial psicológico que hemos propuesto, guiado por una concepción funcional, pone de relieve tres tipos de depresiones (Abreu & Santos, 2008): las resultantes de la punición, la presentación de la estimulación aversiva no contingente y la extinción operante.

BA NO ES ENRIQUECIMIENTO DE AGENDA

Muchos terapeutas conductuales y cognitivo conductuales que desconocen esta propuesta de terapia terminan llamándose a sí mismos terapeutas de activación conductual (BA), entendiendo que hacer BA es lo mismo que promover el enriquecimiento de la agenda con actividades potencialmente reforzadoras. Curiosamente, ningún manual de BA en el mundo propone un simple enriquecimiento de la agenda, ni siquiera el componente de BA de la terapia cognitiva de Beck et al. (1979). Esta concepción demuestra una comprensión bastante superficial de BA que, a nuestro juicio, no difiere en modo alguno de lo que un cuidador lego interesado trataría de hacer. La madre de un cliente deprimido, por ejemplo, a menudo se esfuerza por que su hijo salga con amigos, vaya a trabajar, pasee al perro o haga ejercicios. Y, sí, eso no funciona, haciendo que el cliente quede aún más frustrado. A partir de ahí el cliente puede llegar a creer que si la solución declarada es tan simple, entonces el problema sería de su entera responsabilidad moral, y resulta en más combustible para las rumiaciones. A este hecho se suma la fuerte insistencia de los cuidadores de que los clientes con depresión se involucren en actividades, a menudo realizados incisivamente. El resultado de todo esto es más desesperanza, negativismo, desesperación del cliente y crisis suicidas.

La premisa más básica de BA es que el control aversivo interfiere con la RCPR. Y de este hallazgo se puede ver que el análisis y la intervención en y de las contingencias aversivas a las que responden los depresivos es una prioridad en BA. En el manual de BA-IACC el análisis e intervención en contextos de punición, la pérdida de efectividad del comportamiento operante y extinción operante deben ser priorizadas, todo esto de forma concomitante con el enriquecimiento de la agenda (Abreu & Abreu, 2015b;2017b).Tomemos como ejemplo una cliente que está experimentando un gran estrés conyugal con su esposo, con quien ha estado entrando en gran desacuerdo debido a las diferencias sobre cómo educar a sus hijos. Las puniciones ocurren en ambos lados, promoviendo como consecuencia el alejamiento de la pareja. Debido al conflicto, la cliente ya no ha tenido ningún reforzador positivo en la relación matrimonial, como el afecto o la compañía del cónyuge, y dada la importancia de estos reforzadores únicos, la cliente permanece crónicamente deprimida. Sería una negligencia llevar a cabo sólo un enriquecimiento de la agenda en este caso, como por ejemplo alentar a la cliente a pasar el rato con amigos o estar en eventos sociales en el trabajo. Una intervención de esta calidad probablemente sólo sería tangencial al epicentro de los problemas, de modo que, aunque útil, tendría un efecto antidepresivo muy limitado. Más bien, sería esencial involucrar a la cliente en posibles soluciones a los problemas que ha estado teniendo en el matrimonio. La reducción del contacto con reforzadores positivos confiere aversividad para muchas de las circunstancias de la vida, generando tristeza y anhedonia. En este contexto, la cliente desarrolla repertorios de evitación pasiva incompatibles con el comportamiento no depresivo reforzado positivamente. Por lo tanto, aunque la simple activación es un componente importante de la BA, las intervenciones destinadas a abordar situaciones aversivas y la resolución de problemas deberían ganar un papel protagónico en la agenda diaria de actividades.

El análisis y la intervención basados en el análisis de contingencia no son negociables, y esto incluye las de control aversivo. El enriquecimiento de la agenda por sí solo no es BA.

LA PUNICIÓN

El castigo es un fenómeno esencialmente social, pues sucede en la relación con el otro. Las personas castigan los comportamientos de los demás debido al rápido efecto supresor. Afirmar esto conduce a una primera conclusión: el castigo está socialmente mediado por el comportamiento del otro. En la punición, es fundamental el hecho de que el agente punitivo, representados por una o más personas (por ejemplo, un entorno de trabajo, como una empresa), normalmente sea, al mismo tiempo, el que provee reforzamientos positivos importantes al individuo. Por esta razón, las personas terminan teniendo la necesidad de vivir juntas a pesar de las relaciones de castigo. Un esposo que castiga ciertas conductas agresivas es al mismo tiempo el que refuerza positivamente otras iniciativas de la esposa, como el cuidado del hogar o los hijos. El castigo ocurre con la presentación mediada de un estímulo aversivo (castigo positivo), o con la retirada mediada de un reforzador (castigo negativo), siempre contingente a un comportamiento dado (Abreu & Abreu, 2015b; 2017b). La regularidad con la que un cliente tiene sus comportamientos castigados puede llevarlo a desarrollar trastorno depresivo mayor (TDM).

El castigo causa efectos secundarios como la producción de respondientes intensos y comprometedores (por ejemplo, emociones), el establecimiento de comportamientos y de las circunstancias asociadas con el castigo como una fuente adicional de estimulación aversiva, y el aprendizaje de repertorios de escape y evitación por parte de la persona que tuvo sus comportamientos castigados (Skinner, 1953/1968). Los sentimientos de disforia serían el producto de todos estos efectos no deseados del castigo.

Los castigos se pueden identificar en la determinación de un episodio depresivo y/o en el mantenimiento de las evitaciones pasivas aprendidas (Abreu & Santos, 2008). Las peleas recurrentes, el no reconocimiento profesional, la suspensión del afecto y la descalificación por parte de los padres son ejemplos de castigos. El mantenimiento de la depresión puede ocurrir debido a la generalización de los comportamientos de evitación aprendidos[7], y el aprendizaje de nuevos repertorios de evitación. Alguien que desarrolla la evitación de un compañero de trabajo también puede pasar a evitar otras circunstancias y personas indirectamente involucradas. En un segundo momento, cuando ya está en depresión, puede evitar levantarse por la mañana y tener que interactuar con los miembros de la familia. Finalmente, la persona termina pidiendo un informe médico que justifique el alejamiento temporal. En este sentido, es común aumentar gradualmente la gravedad del TDM debido a la disminución de la RCPR.

No podemos erróneamente suponer que el comportamiento de evitación es desadaptado a su ambiente, o incluso disfuncional. La evitación tiene la función de disminuir la intensidad, posponer o evitar la producción de estímulos aversivos (Sidman,1989). En este sentido, mantendría la adaptación directa de la persona con el entorno aversivo, con el fin de preservarlo de los efectos nocivos del castigo social.

---

7 La definición de generalización en el análisis experimental del comportamiento se refiere tanto a la noción de procedimiento como al proceso. Como procedimiento, seguido de un entrenamiento discriminativo en laboratorio, se presentan estímulos antecedentes similares a las condiciones entrenadas. Como proceso, la generalización es la emisión de respuestas en un contexto de tratamiento diferente, después de su retirada (Sarmet & Vasconcelos, 2015).

También es importante destacar que los repertorios de evitación no pueden ser tomados como la etiología de la depresión, ya que los datos apuntan a una multi determinación en diferentes niveles de análisis, como el comportamental y el biológico(Sadock et al., 2015). Sin embargo, la evitación pasiva mantiene al cliente deprimido crónicamente enfermo, ya que interfiere con la RCPR. Cuando, por ejemplo, una persona con depresión comienza a faltar al trabajo, termina perdiendo el contacto con los reforzadores positivos únicos proporcionados por la institución, como las conversaciones con amigos de su equipo o la propia tarea profesional.

TRASTORNO DEPRESIVO MAYOR CON SÍNTOMAS ANSIOSOS

Es importante especificar la presencia de ansiedad durante la formulación de la conceptualización del caso. Según el DSM-5 (American Psychiatric Association, 2014), para el diagnóstico de TDM con síntomas ansiosos, dos de cada cinco síntomas ansiosos ocurren durante la mayoría de los días de un TDM o trastorno depresivo persistente (TDP) Son: (1) sensación de nerviosismo o tensión; (2) sentirse anormalmente inquieto; 3) tener dificultad para concentrarse debido a preocupaciones; (4) temer que algo terrible suceda; y (5) tener la sensación de que podría perder el control sobre sí mismo. Los altos niveles de ansiedad indican una mayor probabilidad de intento de suicidio y mayor duración del TDM, además de un peor pronóstico debido a la falta de respuesta a los tratamientos (American Psychiatric Association, 2014).

La evitación tiende a ocurrir con más frecuencia siempre ante una circunstancia que indica punición. Esta circunstancia se denomina estímulo pre aversivo antecedente. Por lo tanto, la evitación podría ocurrir en presencia de algún contexto pre aversivo en el trabajo que precede a la punición del jefe, por ejemplo.

Sin embargo, si fuera posible evitar efectivamente los comportamientos de los agentes punitivos en todo momento, o los contextos aversivos asociados, no observaríamos que la ansiedad coexistiera con estados depresivos. Esto se debe a que hay circunstancias que no se pueden evitar, o en que evitaciones poco habilidosas no resultan efectivas. En nuestro ejemplo, la asistencia a una reunión de la empresa puede ser un compromiso de gran responsabilidad y el contacto con el jefe se presenta como difícil de evitar. Situaciones como esta ilustran cómo las contingencias a las que responden los clientes con depresión pueden ser mucho más complejas, provocando ansiedad, característica del TDM con síntomas ansiosos.

La ansiedad ocurre en el tiempo transcurrido entre el contacto con la circunstancia pre aversiva y el estímulo aversivo (en este caso el castigo), en la imposibilidad de evitar (Estes & Skinner, 1941). Contingencias como estas parecen incluso justificar la alta comorbilidad entre los trastornos depresivos y de ansiedad (American Psychiatric Association, 2014).

INTERVENCIONES PROPUESTAS

Es importante principalmente que el cliente sea consciente de que, aún cuando las evitaciones pasivas ayuden a evitar el contacto con los comportamientos punitivos del otro, no son efectivas a mediano y largo plazo. El análisis de las consecuencias de los comportamientos en contexto enumerados en la agenda es importante en este sentido. Además de los análisis realizados por el terapeuta en sesión, enseñar a identificar las evitaciones pasivas y los comportamientos de afrontamiento alternativos, a través de las siglas GEE y GEA, pueden ayudar al cliente a modificar el patrón problemático.

Otra variable que debe ser analizada cuidadosamente es la falta de habilidades para el afrontamiento activo. Estas habilidades pueden ser sociales, o no sociales, como las habilidades académicas o profesionales. A menudo entre los terapeutas se habla mucho sobre las habilidades sociales, pero muy poco sobre las no sociales. Un cliente deprimido que, por ejemplo, pierde su trabajo puede necesitar un recolocación en su carrera para reanudar su actividad profesional. En este sentido, tendría que desarrollar habilidades como hacer un buen currículum, buscar agencias de empleo, llenar formularios de sitios web de negocios destinados a registrar buscadores de empleo, hacer algún curso de actualización, etc. Presentamos algunas preguntas útiles para evaluar el repertorio de habilidades no sociales del cliente, propuesto por Kanter et al. (2009).

- ¿Has hecho este tipo de cosas con éxito antes, o, es realmente nuevo para ti?
- ¿Tienes cierta idea de lo que necesitas para empezar?
- ¿Qué tipo de cosas estás planeando para que pueda salir bien esta actividad?
- ¿Alguna vez has comenzado a encontrar la solución del problema y de repente te quedaste atascado? Si es así, ¿en qué momento?

La última pregunta sobre los intentos fallidos de resolución de problemas es de particular interés para el análisis. El terapeuta nunca debe subyugar al cliente deprimido, a pesar de la vulnerabilidad presentada en la sesión. El terapeuta tiene que estar atento para desarmar siempre esta trampa cuando la vea delante de él. A menudo el caso puede sugerir cierta incompetencia o falta de iniciativa del cliente en la solución de los problemas. El mismo pudo haber intentado resolver el problema y, durante el proceso, descubierto algún obstáculo insuperable. Sugerimos entonces que el terapeuta pregunte en qué medida el cliente fue capaz de resolver el problema, qué factores contribuyeron al éxito parcial, además de analizar los factores responsables de la ineficacia de la solución adoptada.

COMPORTAMIENTO DEPRESIVO MANTENIDO POR EL REFORZAMIENTO PRESENTADO POR LA FAMILIA

Durante el curso del TDM, los comportamientos de pasividad y la evitación generalizada de las demandas pueden pasar al control de los reforzadores presentados en la familia. Esta característica se ha conceptualizado como ganancia de síntomas secundarios (Kanter et al., 2009).

Por lo tanto, una familia puede prestar más atención al cliente deprimido. La atención excesiva ocurre cuando, por ejemplo, un padre comienza a ir a dormir a la casa del hijo soltero deprimido todas las noches. Como regla general, los cambios que se llevan a cabo para satisfacer esta demanda casi siempre traen algún problema de difícil gestión al miembro de la familia. Este padre que va a dormir a la casa del hijo podría llegar más tarde al trabajo debido a la mayor distancia de desplazamiento desde la casa del hijo. Es interesante que el terapeuta siempre compare los comportamientos de atención de los miembros de la familia antes y después del desarrollo de la depresión. Este análisis comparativo permite identificar si hay excesos o déficits de atención, y si incluso hubo una diversificación de la atención a expensas de los compromisos y obligaciones personales del cuidador familiar.

Otro tipo de reforzamiento inadecuado del comportamiento sería librar al cliente de las demandas que por lo general son de su responsabilidad. Las tareas domésticas son buenos ejemplos. Es común que en las familias cada miembro sea responsable de alguna tarea en la administración del hogar. Así, pongamos como ejemplo, antes de la depresión un cliente era responsable de hacer las compras, lavar los platos y tirar la basura. Después del desarrollo del trastorno, los miembros de la familia a menudo terminan asumiendo estas responsabilidades, debido a la coerción de amenazas indirectas, como el suicidio, o por la preocupación de los miembros de la familia con la creciente fragilidad del cliente. Así, terminan reforzando negativamente una serie de comportamientos inapropiados, colaborando para mantener en curso el repertorio de pasividad.

El manejo de contingencias con los miembros de la familia está indicada en la resolución de estos problemas (Kanter et al., 2009). Junto con la familia, se da orientaciones sobre cómo lidiar con el cliente, reforzando diferencialmente sus pequeños avances, y no reforzando el comportamiento depresivo con la atención o la dispensa de pequeñas demandas domésticas.

Por lo general, se necesitan algunas sesiones para que los miembros de la familia aprendan las nuevas habilidades. El reforzamiento diferencial requiere, por ejemplo, que los miembros de la familia permanezcan bajo el control del pequeño progreso del cliente en dirección hacia el cambio final, y no en las peleas y discusiones que tienen lugar a lo largo del día. En esta tarea, también es importante analizar funcionalmente el comportamiento exitoso de los miembros de la familia, con el fin de resaltar las variables involucradas, así como aquellos procedimientos que no funcionaron.

Estas sesiones siempre tienen lugar en presencia del cliente. La idea es empoderar al cliente deprimido, no tratarlo como un incapaz. La familia y el cliente deben adquirir la postura de un equipo que trabajará duro para mejorar. En este sentido, por ejemplo, con el fin de reintroducir las tareas domésticas usuales, se sugiere que esto se haga gradualmente, priorizando aquellos que generen menos conflictos y aumentando las posibilidades de reforzamiento en la ejecución completa de la tarea.

Capítulo 9
Integrando la psicoterapia analítica funcional (FAP)

En caso de déficit en habilidades sociales, además de la formación básica de habilidades (Libet & Lewinsohn, 1973), hemos integrado la psicoterapia analítica funcional (FAP) para el moldeado *en vivo* de nuevas habilidades de interrelación. En este capítulo detallaremos en qué situaciones FAP se puede introducir como un componente de activación conductual (BA) y cómo se lleva a cabo esta integración.

FAP fue creada como una propuesta para el tratamiento de los problemas de las relaciones interpersonales del cliente. Es un sistema de psicoterapia conductual que trabaja directamente la alianza terapéutica con el objetivo de desarrollar con el cliente repertorios de relación más adecuados a su entorno social. Las intervenciones de FAP implican desarrollar una relación reforzadora con el cliente y conseguir que aprendan y ejerzan formas más genuinas de relacionarse, para lograr una verdadera conexión con los demás. Según Holman et al. (2017), la esencia de FAP se encuentra en los momentos de la relación terapéutica en los que una comprensión compasiva y funcional del otro permite al terapeuta observar y reforzar diferentes formas de relacionarse.

El reforzamiento de los comportamientos de interacción social del cliente ocurre desde la conducta del terapeuta. En sesión, a través de este contexto de aprendizaje social, el terapeuta tiene la oportunidad de fortalecer el vínculo terapéutico hacia una relación genuina y cercana con el cliente. El objetivo final es que el cliente obtenga nuevas formas de relacionarse, que ha aprendido con el terapeuta, generalizando a otros vínculos sociales. Cabe destacar que, desde la perspectiva de BA-IACC, los comportamientos sociales calificados producen reforzamientos positivos otorgados por el otro. Y, ¡los reforzadores positivos sociales son los refuerzos más poderosos para nuestra especie! Los clientes pueden desarrollar depresión, o incluso dejar la condición depresiva, debido al contacto con personas que se constituyen como fuentes de reforzamiento social positivo.

DESARROLLANDO REPERTORIOS DE HABILIDADES SOCIALES A PARTIR DEL MOLDEADO EN SESIÓN

Uno de los datos más contundentes del análisis experimental del comportamiento es que cuanto más próximo temporalmente se encuentre el reforzador en el comportamiento reforzado, más fortalecido será ese desempeño. Del mismo modo, a mayor proximidad temporal de la punición en un comportamiento castigado, mayor será el efecto supresor de la frecuencia de ese desempeño. (Kohlenberg & Tsai,1991). El bloqueo de la evitación, que a veces es una intervención necesaria, puede ejercer un efecto supresor sobre el comportamiento castigado.

Pensando en el potencial del proceso del reforzamiento contingente, es esperable que el moldeado de nuevos repertorios que ocurren en el aquí y ahora tengan una gran utilidad en el desarrollo de repertorios sociales mas habilidosos en el cliente deprimido. FAP es una terapia en la que se prioriza la relación terapéutica, entendiendo que en la sesión el terapeuta refuerza o castiga contingentemente el comportamiento del cliente, pudiendo así moldear de manera directa los comportamientos más hábiles. Técnicamente hablando, el moldeado implica el reforzamiento diferencial de pequeños avances que se aproximan a los comportamientos habilidosos de las relaciones interpersonales. (Kohlenberg & Tsai, 1991).

Aunque dentro de la propuesta de BA existe un entrenamiento específico en habilidades sociales (EHS) para personas con depresión (Lewinsohn et al., 1992), en el manual de BA-IACC vimos una oportunidad para la integración con FAP debido al enfoque en el moldeado directo de las habilidades de relación con el terapeuta (Kanter et al., 2008; Bush et al., 2010). La evidencia a favor de FAP en comparación con EHS es todavía preliminar, e inexistente en el caso de la depresión.

Sin embargo, recientemente, Magri y Coelho (2019), en una investigación con diseño de caso único, compararon los efectos de las intervenciones FAP y EHS en las habilidades sociales de un participante adulto. Se utilizó el diseño AB1CB2, siendo A la línea de base, B1 y B2 las intervenciones FAP y EHS, respectivamente, y C la fase en la que se alternaron las intervenciones. Los resultados mostraron un aumento en la frecuencia de los comportamientos objetivo a lo largo de las intervenciones, con frecuencias más altas en las sesiones FAP. Además, el nivel de ansiedad reportado en las sesiones de EHS fueron mayores comparando con las de FAP.

REFORZAMIENTO NATURAL *VERSUS* REFORZAMIENTO ARBITRÁRIO

La distinción entre reforzamientos natural y arbitrario es central en FAP (Kohlenberg & Tsai, 1991). Desde el punto de vista de la aplicación, lo fundamental es que el reforzamiento natural es una forma de reforzar que se aproxima a como lo hacen otras personas en el círculo social del cliente (Ferster, 1967). En este sentido, el nuevo comportamiento que se ha reforzado tiene una mayor probabilidad de generalización para otras interacciones sociales. Ahora, el reforzamiento arbitrario es una forma de reforzar del terapeuta que generalmente no sería la forma en que las personas reaccionarían al comportamiento del cliente.

Este concepto no suprime las discusiones sobre su alcance, sin embargo, lo vemos como suficiente y apropiado para la interpretación en la clínica.

Considere como ejemplo a un cliente deprimido que presenta un comportamiento de mejora al pedir una sesión adicional porque está pasando por una crisis disfórica. El terapeuta puede entonces reforzar naturalmente esta solicitud de ayuda ofreciendo una sesión extra en su agenda. Una forma de reforzamiento arbitrario del terapeuta sería simplemente verbalizar "gracias por compartir esto conmigo", pero sin tomar ninguna actitud práctica que sea reforzadora. En el primer contexto, observar las necesidades del cliente y satisfacer rápidamente esta demanda puede ser equivalente al comportamiento de un amigo que normalmente se esfuerza por encontrarse con éste a tomar un café y tener una conversación contenedora.

Afirmar la utilidad del refuerzo natural no significa ignorar la necesidad del reforzador arbitrario en algunas circunstancias, especialmente en las primeras etapas del moldeado de comportamientos de mejoría. El reforzamiento inmediato contingente evita problemas de punición y el retraso del refuerzo que se produce en entornos naturales (Kohlenberg & Tsai,1991). Así, un cliente poco asertivo, que tímidamente comunica estar confundido con el hecho de que el terapeuta no está trabajando con la agenda diaria que él completó, puede tener su comportamiento reforzado por el terapeuta, quien, consciente de este comportamiento de mejora, se esfuerza por utilizar el horario en la sesión analizando los datos llenados. En el entorno fuera del consultorio, los comportamientos con la misma función y con topografía similar pueden no producir reforzamientos. En otra relación, por ejemplo, muy probablemente cuando este cliente sugiere al jefe que su trabajo no está siendo apreciado por el equipo, fingiendo confusión, probablemente no movilizaría a su interlocutor para el cambio. Así que esta conducta no se reforzaría. Tal vez una comunicación asertiva más enfática podría lograr un mejor resultado, pero el cliente todavía estaría lejos de lograr este nivel de habilidad, en la etapa inicial del aprendizaje.

CRITERIOS CLÍNICOS PARA LA INTEGRACIÓN ENTRE BA Y FAP

El trabajo de integración entre BA y FAP con prioridad en el moldeado, mediante el uso de refuerzos naturales (en la medida de lo posible), requiere que se cumplan tres criterios. En primer lugar, que ya haya ocurrido el establecimiento de un adecuado vínculo con el terapeuta, pues los comportamientos de este tendrán que ser reforzadores. En segundo lugar, que el cliente está experimentando un trastorno depresivo mayor (TDM). Por último, la conceptualización inicial del caso haya señalado problemas de relación interpersonal como causas y/o mantenedores de los comportamientos depresivos.

CONCEPCIÓN DE LOS COMPORTAMIENTOS DEL CLIENTE EN FAP

Según FAP, se clasificaron y asignaron tres tipos de comportamientos del cliente para el análisis terapéutico y la intervención.

Los comportamientos clínicamente relevantes 1 (CRB1) son conductas problemáticas del cliente que ocurren en la relación terapéutica. Generalmente, las CRB1 son evitaciones bajo el control de estímulos aversivos (Kohlenberg & Tsai, 1991). Un cliente deprimido que se muestra pasivo frente a las actividades cotidianas puede presentar la misma pasividad en la relación con el terapeuta, cuando no participa activamente en el transcurso de la sesión, al dar respuestas lacónicas, o incluso cuando presenta respuestas evasivas y desarticuladas, no asociadas con las preguntas. Otro comportamiento de pasividad en la sesión sería cuando el cliente no elije los temas a tratar o el rumbo de las sesiones. A lo largo de las sesiones en que se utilicen FAP, la frecuencia de los CRB1 debe reducirse a partir de las intervenciones del terapeuta.

Los comportamientos clínicamente relevantes 2 (CRB2) son las mejorías que ocurren en la relación con el terapeuta. Durante el inicio del tratamiento, los CRB2 pueden no ocurrir o incluso observarse con baja frecuencia (Kohlenberg & Tsai, 1991). Considere a este mismo cliente deprimido que puede presentar comportamientos de mejoría, que puede ser clasificado como una ocurrencia de CRB2, cuando, por ejemplo, comienza a dar respuestas con descripciones un poco más detalladas a las preguntas del terapeuta, o cuando se esfuerza por acompañar la tarea conjunta de interpretación de algún comportamiento.

Los comportamientos clínicamente relevantes 3 (CRB3) son interpretaciones del comportamiento bajo el sesgo del cliente (Kohlenberg & Tsai,1991). Estas interpretaciones, funcionalmente orientadas por parte del cliente, tienen como objetivo hacer un análisis funcional de su comportamiento. El mejor CRB3 implica la observación e interpretación de su propio comportamiento y los estímulos reforzadores, discriminativos y elicitadores asociados a él, de manera similar al análisis guiado por las siglas GEE y GEA que se enseñan en BA. El análisis funcional involucrado en CRB3 puede ayudar en la generalización del comportamiento.

CONCEPCIÓN DE LOS COMPORTAMIENTOS DEL TERAPEUTA EN FAP

Las acciones del terapeuta pueden ejercer tres funciones a partir de las cuales el comportamiento del cliente es afectado. Son estas: (1) discriminativas, (2) elicitadoras y (3) reforzadoras. La primera función ocurre cuando, por ejemplo, el terapeuta presenta un estímulo discriminativo (SD) haciendo preguntas al cliente en la sesión. Cuando también ejerce una función elicitadora, los comportamientos del terapeuta pueden provocar emociones como la alegría, la satisfacción o la ansiedad en el cliente. Y, por último, como función reforzadora, cuando, por ejemplo, el comportamiento de un terapeuta refuerza los pequeños avances del cliente hacia la mejora. Estas funciones de estímulo presentadas por el terapeuta ejercerán mayores efectos sobre el comportamiento del cliente que ocurren en la propia sesión.

Más específicamente, FAP propone cinco reglas que son pautas para guiar estas acciones del terapeuta en sus interacciones estratégicas con el cliente (Kohlenberg & Tsai, 1991). Son: (1) observar las CRB1; (2) evocar CRB; (3) reforzar CRB2; (4) observar el efecto del reforzamiento; (5) interpretar el comportamiento e implementar estrategias de generalización.

De acuerdo con la Regla 1, si el terapeuta es consciente de los CRB del cliente que se produce durante la sesión, se facilitará el moldeado de los comportamientos de mejora en el momento en que éstos ocurren.

Las reacciones del terapeuta a los comportamientos del cliente, como a sus emociones, son ricas fuentes de información. Un terapeuta que se siente invalidado por las reacciones del cliente durante un trabajo de interpretación puede estar experimentando los mismos respondientes que generalmente el cliente deprimido despierta en otros interlocutores. Estas reacciones pueden ser consecuencias generalmente provocadas en los interlocutores del cliente por comportamientos de evitación pasiva.

La regla 2 propone que el terapeuta evoque el CRB del cliente cuando la frecuencia de este comportamiento es reducida o ausente. Para ello, el terapeuta debe usar la gentileza y la empatía como tamices sobre cómo evocar los CRB (Del Prette, 2015). Un cliente puede mencionar que discute frecuentemente con la esposa, con respuestas agresivas, cuando se siente contrariado por ella en temas como la crianza de sus hijos, y, no obstante, no presentar comportamientos agresivos en la relación con el terapeuta. El terapeuta entonces podría, estratégicamente, nombrar algún punto en el que no está de acuerdo con el cliente sobre la crianza de los niños. El desacuerdo se presentaría como un SD para evocar las posturas inflexibles del cliente, pero ahora sería dentro de la relación con el terapeuta (CRB1). Si el comportamiento final deseado es que el cliente aprenda a negociar la manera de criar a los niños, con el fin de mejorar la consistencia parental de la pareja, entonces el moldeado de actitudes de apertura al diálogo que ocurren en sesión, podría ser la conducta objetivo (CRB2).

La Regla 3 propone el reforzamiento de las ocurrencias de CRB2 en el momento preciso en que se manifiestan en la sesión con el terapeuta. Un requisito para el moldeado es que el reforzamiento de una ocurrencia de mejoría del cliente, o CRB2, siempre se produce de forma contingente, es decir, contiguamente en tiempo y espacio.

Para el moldeado, como señalan Kohlenberg y Tsai (1991), siempre es necesario hacer compatibles las expectativas del terapeuta con los repertorios actuales de los clientes deprimidos. Esto significa estar atento al nivel de habilidades del cliente en cualquier aspecto de la relación en que el cliente está tratando de implementar cambios. Es importante que el terapeuta recuerde, y considere, que el cliente está haciendo lo mejor que puede, a pesar de todas sus limitaciones. Un cliente deprimido con un historial de falta de asertividad, que consigue señalar tímidamente su deseo de tener una sesión extra, debe ser reforzado por el terapeuta, otorgando un horario libre en su agenda.

La Regla 4 se refiere a la necesidad de observar los efectos del reforzamiento en la Regla 3. A menudo el terapeuta asume que ha tenido una conducta de refuerzo sin certificarse que de hecho su comportamiento tuvo el efecto reforzador. Basamos nuestros análisis en la función de los comportamientos, no simplemente en su topografía o forma. Decir que el comportamiento del terapeuta fue reforzador debe implicar necesariamente un aumento en la frecuencia del comportamiento reforzado del cliente.

Así que incluso una topografía de comportamiento más tosco del terapeuta puede tener el efecto de reforzamiento, así como una actitud más delicada puede ejercer inadvertidamente algún efecto supresor no deseado. La pregunta "¿cómo fue tu semana?", en un contexto en el que el cliente deprimido se haya sentido criticado en la terapia, puede ejercer el efecto de suprimir el informe de las confrontaciones programadas y que salieron mal. Entonces, el cliente omite los informes de "error" o "procrastinación". Esta misma topografía, en otro momento de la terapia en el que el cliente ya no se siente criticado, puede ejercer una función reforzadora, y se podría observar que el cliente narra de manera espontánea los eventos de la semana.

La Regla 5 implica proporcionar una interpretación al comportamiento del cliente e implementar estrategias de generalización. Las interpretaciones son las mismas que las involucradas en CRB3, sin embargo, la Regla 5 tiene como objetivo sensibilizar al terapeuta al momento adecuado para hacerlo. Considere la siguiente viñeta:

Terapeuta: ¿Has podido completar nuestro horario esta semana?

Cliente: Lo siento, doctor, no pude hacerlo, porque perdí de nuevo el folleto. (CRB1)

Terapeuta: La agenda ayudaría mucho en nuestra percepción de cómo fue tu semana, como te expresé hace unas semanas. Cuando te pregunté sobre la agenda en las otras ocasiones, tampoco has podido completar, y, trabajamos como pudimos. Pero me pregunto, cuanto, tal vez, nuestro trabajo no habría dado un mejor análisis, si tuviéramos la información sobre lo que hiciste y lo que sentiste en esos días.

Cliente: En realidad... cada vez que me preguntas acerca de llenar la agenda diaria me pongo ansioso y pienso qué excusa podría darte para que no te decepciones conmigo. (CRB3)

Terapeuta: Tal vez alguna reacción mía te haya mostrado eso, pero en realidad, siento que te podría ser mucho más útil si tuviera la información sobre tu semana. Así que, creo que la agenda nos ayudaría mucho en este sentido. Me gustaría mucho que intentáramos eso.

Cuando el cliente señala que "cada vez que me preguntas sobre llenar el horario diario me pongo ansioso y pienso en qué excusa podría darte para que no te decepciones", está describiendo la relación funcional entre el antecedente (situación gatillante: "cuando me preguntas sobre la agenda"), respondiente (emoción negativa: "me pongo ansioso") y comportamiento (evitación: "creo que la excusa que podría darte"). La gran diferencia es que esta interpretación se produce a partir de su interacción con el terapeuta, y esta es una gran fuente de información sobre las regularidades conductuales que también pueden ocurrir en las otras relaciones sociales del cliente.

En la sesión, el terapeuta también puede solicitar, de forma complementaria, un análisis de las consecuencias que fueron producidos por el comportamiento reportado por el cliente. En este sentido, cuando el terapeuta lo interroga, el cliente podría responder "por estar avergonzado, y pensando que me reprenderás por no haber llenado el horario, termino llegando tarde, perdiendo tiempo de terapia". El análisis de las consecuencias mostrará la producción de problemas complementarios como consecuencia del comportamiento de evitación del cliente. Llegar tarde es una evitación pasiva, y un CRB1 para FAP, que interfiere con el progreso general de la terapia, manteniendo al cliente en depresión.

De la misma manera que el cliente no está respondiendo a una pequeña demanda de terapia, este mismo comportamiento puede haber ocurrido en otros contextos sociales, como el trabajo. Tenga en cuenta que una de las quejas del cliente fue sobre el descontento de su equipo con su rendimiento. Cuando el cliente establece las relaciones de equivalencia funcional entre comportamientos y contextos involucrados en la relación con el terapeuta y en otras relaciones, el cliente tiene la oportunidad de cambiar su postura, tratando de afrontar eso que puede traer mejores consecuencias. Como ilustración, considere al mismo cliente mencionado en el siguiente extracto:

Terapeuta: Por lo que entiendo, entonces te pones ansioso, terminas poniendo excusas por no haber completado la agenda, y esto produce más verguenza y retrasos a la terapia.

Cliente: Sí, termino perdiendo el tiempo de sesión. Sé que con esta actitud no podré salir de la depresión. Las personas están perdiendo la paciencia conmigo porque no puedo hacer nada más. Yo no solía ser así. A veces estoy convencido de que tengo que trabajar duro y hacer todo lo posible. (CRB3 con equivalencia funcional)

Terapeuta: Realmente entiendo que es difícil y que a veces no haya mucha motivación para hacer las cosas de otra manera. Mencionaste que también eso pasa con otras personas, ¿podría ser en el trabajo?

Cliente: Sí, en el trabajo. José y Pedro, que son mis colegas, se han quejado de que estoy haciendo mi trabajo de una manera incompleta y fuera de lugar. Están teniendo que rehacer todo por mi culpa. Lo entiendo. Ellos no tienen nada que ver con mis problemas. (CRB3 con equivalencia funcional)

Terapeuta: ¿Y cómo sucedió esto?

Cliente: Bueno, empecé a salir de mi casa sobre la hora, llegando tarde al trabajo, así que no he tenido tiempo de hacer las cosas bien, como lo hago normalmente. Por supuesto, también ellos representan todo nuestro sector de mantenimiento en la empresa. Por eso empezaron a criticarme y a alejarse. (CRB3 con equivalencia funcional)

Las mejores interpretaciones son aquellas que relacionan los comportamientos de la sesión con los comportamientos que ocurren extra sesión, en otras relaciones del círculo social del cliente. La viñeta presentada muestra cómo el terapeuta llevó a cabo el moldeado de la interpretación funcional del cliente con respecto a su propio comportamiento en la relación con el terapeuta y en la relación con los compañeros de trabajo. El CRB3 tiene como elemento diferencial el hecho de que las evitaciones pasivas analizadas han ocurrido en la relación con el terapeuta, y en el contexto de la terapia. El CRB3 que establece la equivalencia funcional permitió al cliente ser consciente de que había una semejanza en los efectos que su comportamiento producían, tanto en el terapeuta como en sus compañeros de trabajo. El cliente puede, a partir de este análisis, tratar de cambiar el patrón, hacia uno de mayor afrontamiento.

La probabilidad de mayor generalización se produciría debido al seguimiento por parte del cliente de las interpretaciones funcionalmente orientadas o CRB3. El formato FAP permitiría al terapeuta moldear los CRB3 que sean más consistentes con la interacción que acaba de ocurrir en la sesión, además, al terapeuta se le da la posibilidad de reforzar el seguimiento de CRB3 moldeado a lo largo de la terapia (Abreu, Hübner & Lucchese, 2012).

Como herramienta para implementar estrategias de generalización de CRB2, utilizamos la agenda diaria, como sugiere Kanter et al. (2009). Por lo tanto, en el ejemplo mencionado anteriormente, el terapeuta podría marcar con el cliente un día para que inicie una conversación con sus compañeros de trabajo. En el análisis, podría ser elegido como el momento más propicio, uno en el que los colegas estén menos ocupados, con menos interferencia de actores externos a la relación, y por lo tanto tal vez más abiertos a una conversación reparadora. El objetivo de utilizar la agenda es programar el ejercicio de nuevas habilidades sociales en las relaciones fuera del consultorio, y no simplemente esperar que la generalización ocurra naturalmente.

Vale la pena enfatizar que los clientes deprimidos con problemas de interrelación vienen a la terapia para mejorar sus comportamientos sociales de su entorno, no simplemente con el terapeuta. En este sentido, la generalización debe priorizarse en las intervenciones orientadas al FAP.

UNA VISIÓN GENERAL DEL MODELO FAP

El sistema FAP se puede proponer adecuadamente en función de los comportamientos del terapeuta y del cliente. Se propone un modelo FAP con síntesis en la Figura 2 a continuación.

La Figura 2 describe, en el rectángulo de arriba y en el de la izquierda, una historia relevante que implica contingencias sociales críticas para aprender comportamientos de interrelación problemáticas. El rectángulo más grande, a continuación, representa la vida del cliente fuera de la terapia. Los problemas en la vida implicarían las consecuencias negativas producidas por las interacciones sociales problemáticas del cliente, como el aislamiento y las luchas constantes. En el contexto de la terapia, representada por el rectángulo más pequeño, a continuación, estos mismos patrones de relación también ocurrirían en la relación con el terapeuta. En este contexto, se llamarían CRB1. Las Reglas 1 y 2 guían al terapeuta para observar las interacciones con el cliente en el momento exacto en que aparece el CRB y, si es necesario, evocan casos de este CRB en el orden de poder intervenir. Las reglas 3 y 4 guían al terapeuta en el modelado de CRB2, ya que enfatizan el reforzamiento y la observación del efecto del mismo. El producto final del moldeado sería el aumento gradual de la frecuencia del CRB2. Luego, el terapeuta refuerza nuevas ocurrencias de CRB2, analiza funcionalmente con el cliente su CRB y planifica estrategias para generalizar las nuevas habilidades. Los análisis serían el CRB3 y la regla que guía el comportamiento del terapeuta en la formulación de CRB3 sería la 5. En la integración con BA, la agenda diaria se puede utilizar como estrategia para la generalización de CRB2 aprendido en la relación con el terapeuta.

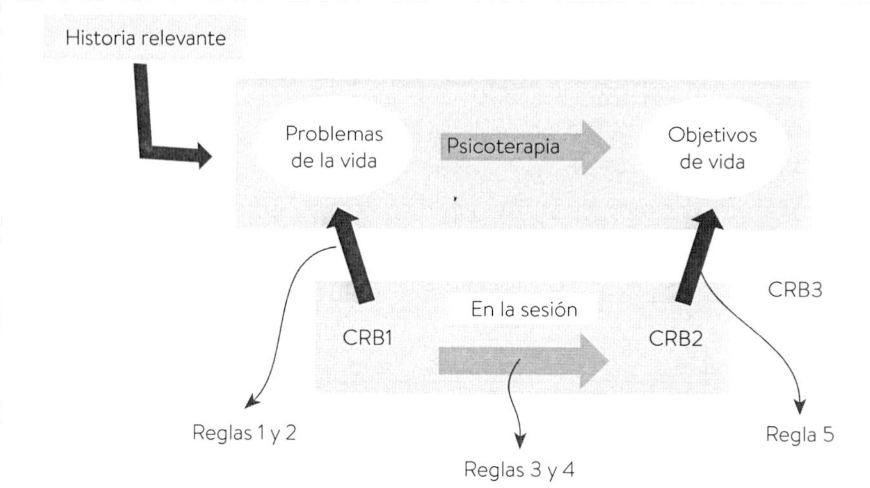

Figura 2 Formulación del caso según psicoterapia analítica funcional (FAP).

MEJORANDO LA INTEGRACIÓN CON BA: UTILIZANDO EL MODELO DE INTERVENCIÓN FAP BASADO EN LA SECUENCIA LÓGICA DE LOS 12 PASOS

Para integrar FAP con BA es fundamental que el paciente con diagnóstico de TDM presente problemas de interrelación social, considerados desde la perspectiva de BA como evitaciones pasivas que cronifican la depresión. Por esta razón, estos problemas de comportamiento podrían ser modificados directamente en la alianza terapéutica con el terapeuta, desde la perspectiva de los CRB y de la generalización.

En el manual BA-IACC, era necesario adaptar el modelo de las cinco reglas de FAP. Y la mejor operacionalización que satisface esta demanda se obtuvo del contexto de investigación con el modelo de FAP basado en la secuencia lógica de 12 pasos (Weeks et al., 2011). Este modelo se deriva de las cinco reglas para los contextos de intervención en investigación (Vandenberghe,2017). Utilizamos la secuencia lógica de 12 pasos ya que la integración de FAP con BA propuesta aquí aborda las intervenciones orientadas según la FAP, pero no la aplicación plena de ese sistema de psicoterapia. Nuestra guía de terapia base siempre sigue siendo la BA, por lo que la integración con FAP tendría que ser oportuna en el tiempo y el espacio, y por lo tanto se lleva a cabo de manera breve y estratégica.

Los 12 pasos lógicos según Weeks et al. (2011) se presentan en la Tabla 8.

Tabla 8 Interacción lógica con las cinco reglas de la psicoterapia analítica funcional (FAP)

Regla	Paso
Regla 1	1. El terapeuta proporciona un paralelismo de "afuera hacia adentro"
	2. El cliente confirma la exactitud del paralelismo
Regla 2	3. El terapeuta evoca un CRB
	4. El cliente emite un CRB1
Regla 3	5. El terapeuta responde contingentemente al CRB1
	6. El cliente emite un CRB2
	7. El terapeuta responde contingentemente al CRB2
	8. El cliente emite más un CRB2
Regla 4	9. Terapeuta pregunta sobre el efecto de su respuesta en el cliente
	10. El cliente emite más un CRB2
Regla 5	11. El terapeuta proporciona un paralelismo desde " afuera hacia adentro" y pasa una tarea basada en la interacción
	12. El cliente informa su voluntad de intentar hacer la tarea

CRB: comportamientos clínicamente relevantes.

Considere la intervención sobre el comportamiento de rumiación pública realizada por el primer autor con una calificada productora cultural de 40 años, que obtuvo 32 en el BDI-II. Como contexto de vida, la cliente se había involucrado con la presentación de proyectos culturales a los edictos de cultura ofrecidos por los gobiernos municipal y federal. Estaba experimentando dificultades financieras, porque la mayoría de sus ingresos provenían de estos proyectos, que eran más escasos debido al momento político nacional. Algunos de los proyectos de la cliente que debían ser sometidos a estos edictos eran en co-autoría con otros artistas y, por lo tanto, requerían datos conjuntos para rellenar los campos de registro en las páginas web. Considere dos viñetas de las interacciones que ocurrieron en diferentes sesiones posteriores, más específicamente, en las sesiones 8 y 9.

Sesión 8

Cliente: Los miembros de mi familia se quejaron porque paso mucho tiempo enojada con el escenario actual de nuestra política. No es que ellos estén indiferentes con esto, ¿sabes? Tampoco están contentos con todo esto. El problema, dicen, es que termino atrapada en repetidas quejas sobre el gobierno y me olvido de organizar mi vida. El hecho es que tanto mis amigos artistas, como yo, pasamos mucho tiempo hablando, enojados, y sintiéndonos como rehenes de estos gobiernos de derecha.

Terapeuta: Y estas quejas, ¿terminas teniendo contigo misma también?

Cliente: ¡Si, muchas veces! A veces se siente como una película de terror que estoy viendo una y otra vez. Son verdaderas peleas imaginarias.

Terapeuta: ¿Has tenido estas quejas aquí conmigo? (*Terapeuta proporciona un paralelo de "afuera hacia adentro"*)

Cliente: Tal vez lo estoy haciendo de todos modos. *(El cliente confirma la exactitud del paralelo)*

Terapeuta: Cuanto más te sientes fragilizada y ahogada de tus problemas financieros, aquí en la sesión, más te quejas del gobierno. ¿Es así?

Cliente: Es difícil no hacer eso. (*El cliente confirma la exactitud del paralelo*)

En este pasaje, el terapeuta, habiendo presenciado ya la rumiación de la cliente en sesión, aprovecha el relato del descontento de los miembros de la familia y presenta un paralelo a su comportamiento fuera de la sesión, con el comportamiento dentro de la sesión. El cliente confirma la exactitud de la interpretación. Seguiremos con la descripción del pasaje de la sesión 9.

Sesión 9

Terapeuta: Entonces, ¿cómo fueron las sumisiones de tus proyectos a las páginas web? Recuerdo que hablamos de dos de tus proyectos en la agenda diaria. (*Terapeuta evoca CRB de rumiación*)

Cliente: Sí, lo hicimos.

Terapeuta: ¿Y cómo te fue?

Cliente: Y bueno... Reuní los documentos para dar entrada de la sumisión desde mi computadora, sin embargo, terminé poniéndome bastante ansiosa. En este escenario político, la extrema derecha está tomando gradualmente a los principales líderes, sin ningún compromiso con la cultura, en un claro proyecto de deconstrucción de agendas que históricamente han sido conquistadas por muchos artistas. Y sabes que un movimiento de conservadurismo se está apoderando gradualmente de la mentalidad de la gente... Aquella performance del artista que hizo desnudo artístico y que salió en la televisión, ¿Supiste de eso? En el programa mostraron la visita de una madre con su hija pequeña. La hija tocó al artista y se presentó como algo que lastimó todo el decoro moral de las familias brasileñas "de bien". Esa madre es artista y se llevó a su hija a honrar la obra. ¡Ella también es artista! Y sabiendo cómo es el medio, ciertamente quería llevar a su hija para que pudiera desarrollar un gusto por el arte. Dios mío, la mirada de la niña es inocente, por lo que estaba siendo mirada, en cierto modo, por la madre que es artista. ¡El mal está en los ojos de la gente! Mira lo lejos que hemos llegado. Este gobierno retrógrado está terminando no sólo con la cultura, sino también movilizando a la población para un choque con los artistas. ¿Qué proyecto y qué gobierno son estos? Antes de que tuviéramos un escenario de mayor respeto por el artista, el arte está ahí para aumentar la percepción de la realidad política de una manera, sino más bien tiene como objetivo llevar la belleza a la vida de las personas. (*El cliente emite CRB1 de rumiación*)

Terapeuta: Entiendo que el escenario político brasileño es desalentador, pero me preocupa especialmente tu tarea de poder someter los proyectos a los avisos. Mi preocupación en este momento es más puntual y se centra en esta tarea. Para que no nos alejemos del tema, cuéntame cómo te fue.

Cliente: Ah, bueno, mis amigos y yo incluso nos organizamos en el grupo que creamos en la aplicación de redes sociales, pero también ellos están muy escépticos sobre el rumbo de nuestro trabajo, de nuestra categoría. ¡La incertidumbre con el mañana es enorme! Entonces, yo trato de trabajar duro, pero no sirve de nada, porque este escenario de persecución a la clase artística es horrible, y no debe ser tolerada por la gente (Llorando). La gente, el pueblo, además, son los más indefensos en medio de esta cruzada ideológica de la derecha. (*El cliente vuelve a emitir CRB1 de rumiación*)

Terapeuta: Entonces, ¿tuvo éxito con la sumisión a los avisos?

Cliente: (*Responde sin ponerse bajo el control de la pregunta del terapeuta.*) Y cuando fui al Departamento de Cultura del ayuntamiento, había un empleado que no sabía absolutamente nada de cómo funciona la cosa, sin duda era un recomendado de este alcalde actual, y no tenía ninguna guía para ayudarme en mis dificultades. Estos recomendados son siempre así, sacan a los empleados que son verdaderos técnicos contratados por las anteriores gerencias y meten apadrinados que no tienen conocimiento, y mucho menos gusto por la cultura.

Terapeuta: Fernanda, siento que no puedo ayudarte en este momento. Préstame atención (*el terapeuta se acerca al cliente para captar su atención*). Siento que llevo una camisa de fuerza y así no puedo ayudarte, estando totalmente inmovilizado. (*El terapeuta responde contingentemente a CRB1*)

Cliente: Está sucediendo de nuevo, ¿no? Lo siento.

Terapeuta: Sentí que perdiste la conexión conmigo, como si estuvieras entrando en un gran monólogo, del que no participo. Y así cesó nuestro diálogo. Intentémoslo de nuevo. ¿Qué recuerdas de lo que te pregunté acerca de la sumisión? (*Terapeuta continúa respondiendo contingentemente a CRB1*)

Cliente: Me preguntaste si conseguí someter mis proyectos. Sí, agendamos estas tareas y me había programado para tratar de reunir a mis colegas en persona para esto. (*El cliente emite un CRB2*).

Terapeuta: Así es, te las arreglaste para hacer una buena referencia a ese punto. ¿Y qué conseguiste? (*El terapeuta responde contingentemente a CRB2*)

Cliente: Bueno, con respecto al proyecto del edicto estatal, no hice nada. Incluso creé un grupo en la aplicación para organizar al grupo. Sabes, cuando necesitas fácilmente la identificación de las personas o los datos del Seguro Social, e incluso la información de su currículum, siempre terminamos estancados porque no tenemos esa información de manera accesible. Así que pensé que sería más fácil para nosotros mantenernos en contacto. Hice este grupo para acelerar nuestra comunicación. (*El cliente emite más CRB2*)

Terapeuta: ¿Y pudieron someter? ¿Cuáles fueron las dificultades?

Cliente: Aún no lo hemos conseguido. Pero al menos estamos más comunicados, con la ayuda de la aplicación.

Terapeuta: Este fue un paso importante. Permíteme preguntarte ahora: ¿te facilita, en tu proceso de organización, si notas mi interés en tu progreso? (*Terapeuta pregunta sobre el efecto de su respuesta en el cliente*)

Cliente: No es fácil responder cuando sé que no pude resolver el problema. Supongo que estoy avergonzada, ¿ves? Pero me ayuda a tomar medidas. Al menos tuve que crear el grupo para que la cosa pudiera empezar a despegar. Mis colegas ya me han transmitido mucha información. Antes, las pocas veces que pude llamar, no contestaron el teléfono, y eso fue muy desmotivador. (*El cliente participa en más CRB2*)

Terapeuta: Hablar de resolver un problema también implica exponerse a que se vean todas nuestras limitaciones. Es muy difícil y requiere coraje. Y, sí, era más fácil hablar del gobierno en esas ocasiones. Sin embargo, no resuelve el problema. Así lo hiciste en la sesión, y también parece que estás haciendo con los miembros de tu familia cuando te preguntan qué estás haciendo para cambiar tu situación. (*El terapeuta proporciona un paralelo desde "afuera para adentro" y pasa una tarea basada en la interacción*)

Cliente: Hago esto de quejarme y dejo de participar en lo que puede provocar algún cambio.

Terapeuta: Tratemos de reanudar. ¿Qué crees que faltaba para poder cerrar estas sumisiones? Podemos poner estos pasos como tareas para la próxima semana. (*El terapeuta proporciona un paralelo de "afuera para adentro" y pasa una tarea basada en la interacción*)

Cliente: Necesito organizarme con esto. (*El cliente informa de la voluntad de intentar hacer la tarea*)

La secuencia lógica de 12 pasos es una derivación más sistemática en el trabajo de FAP guiado por las cinco reglas. Aporta la ventaja de poder integrarse a BA sin perder los objetivos fundamentales de aumentar la tasa de respuestas contingentes al reforzamiento positivo (RCPR).

Capítulo 10
Integrando la terapia de aceptación y compromiso (ACT)

Las explicaciones de los comportamientos en la depresión, a partir de los procesos y principios conductuales, permiten una integración coherente de la activación conductual (BA) y de la terapia de aceptación y compromiso (ACT; Abreu & Abreu, 2015; 2017b). A esto, se sumaría una clara similitud entre las filosofías del conductismo radical del BA-IACC y el funcionalismo contextual de ACT. Ambas filosofías eligieron como fenómeno para la investigación las relaciones inseparables que el comportamiento establece con su entorno, especialmente social (Hayes, Hayes & Reese, 1988).

ACT es un sistema de psicoterapia formulado para trabajar problemas de comportamiento que se originan a partir de características relevantes del lenguaje humano y la cognición, relacionadas con el sufrimiento psicológico, como la formulación y seguimiento de reglas que especifican las causas del mismo. Las personas aprenden a formular razones al origen de su malestar, y a menudo éstas tienen como protagonistas eventos privados, como sentimientos y pensamientos "negativos", o incluso conceptos que sugieren ocurrencias causales subjetivas, como la personalidad, el temperamento o el patrón de comportamiento familiar heredado.

La premisa de que los pensamientos y sentimientos vistos como "negativos" son la causa del sufrimiento psicológico es una explicación habitual y cultural dada por clientes deprimidos, que bajo la urgencia de una mejora formulan reglas como "necesito sentirme mejor", "no puedo recoger a mi hijo de la escuela porque estoy muy triste", o "no puedo trabajar, porque mi ansiedad me impide". A partir de ahí el cliente termina enganchado a una serie de comportamientos de evitación experiencial, con la función de evitar el contacto con la estimulación privada ejercida por pensamientos y sentimientos aversivos.

Verbigracia, un padre divorciado puede evitar ver a sus hijos para no sentirse mal y luego tener pensamientos de que ha fallado en la paternidad, otra cliente puede preferir quedarse dormida para escapar de las molestias que surgen en los desafíos de su trabajo, o incluso dormir menos para escapar de las pesadillas y pensamientos negativos. La misma también puede comer mucho para combatir la soledad, o comer poco, si comer resulta en pensamientos que va a engordar y que no será capaz de encontrar un novio. Con el tiempo, las personas deprimidas pueden desarrollar un amplio repertorio de evitaciones experienciales, de eventos privados aversivos, como pensamientos, recuerdos, imágenes o emociones. El control de las emociones a través de la evitación experiencial se convierte en una preocupación frecuente en la persona que sufre. El cliente termina construyendo con esto una "agenda de cambio" personal basada en el control emocional, con esfuerzos para evitar el contacto con eventos subjetivos. Es como si, con esta "agenda", la persona asuma que no puede tener sentimientos y pensamientos negativos, porque tenerlos implica "estar" triste y en depresión. Se puede aprender un amplio y recurrente repertorio de evitaciones experienciales, generando así, inflexibilidad psicológica.

Las evitaciones experienciales, aunque generalmente tengan éxito a corto plazo, tienden a mantener o aumentar los problemas a largo plazo. Preservan a las personas deprimidas del contacto con la estimulación privada aversiva, pero bloquean el contacto o crean insensibilidad a otras contingencias de reforzamiento. Desde el punto de vista de BA-IACC, estas evitaciones disminuirían la tasa de respuestas contingentes al reforzamiento positivo (RCPR), lo que mantendría a la persona crónicamente deprimida.

Para Hayes et al. (1996) la evitación experiencial es un factor funcionalmente importante en la etiología y el mantenimiento de varios patrones psicopatológicos, incluida la depresión. En las prácticas culturales se aprenden reglas como "no puedo tener sentimientos de fracaso" o "si los pensamientos son negativos, entonces la vida será miserable". Las personas en una cultura refuerzan y fortalecen las clases generalizadas de seguimiento de estas reglas que especifican el control emocional (Hayes et al., 1996).

CRITERIOS CLÍNICOS PARA LA INTEGRACIÓN ENTRE BA Y ACT

Actualmente no existen directrices con criterios empíricamente validados de cuándo integrar BA y ACT. Sin embargo, observamos en la clínica que algunos clientes no renuncian a la evitación experiencial, dando *razones* (*reason giving*), tratando de formular *ideas* sobre las causas de su depresión. Y gran parte de las explicaciones son reglas que denotan evitaciones experienciales.

Addis y Jacobson (1996) observaron, en el estudio de los componentes de la terapia cognitiva para la depresión de Jacobson et al. (1996) que los participantes que presentaron más razones para las causas de su depresión presentaron peores resultados en el marco de BA. Así, los clientes que afirmaban, por ejemplo, problemas de rasgos, personalidad o, aún así, respuestas a problemas existenciales, obtuvieron resultados clínicos más pobres. En el manual de BA-IACC guiamos la integración con ACT en clientes con alta frecuencia de evitación experienciales y que presentan muchas razones causales características o existenciales para su depresión. ACT actuaría en los objetivos verbales de *dar razones* de los clientes, a través de estrategias de defusión cognitiva, potenciando sistemáticamente la aceptación de estímulos aversivos privados, además de actuar sobre cuestiones existenciales, como la identificación y clarificación de valores (Kanter, Baruch & Gaynor, 2006).

MODELO FEAR DE ACT, EN EL TRATAMIENTO DE LA DEPRESIÓN

Zettle (2011) propuso una adaptación del modelo FEAR de ACT para el tratamiento de la depresión. El modelo FEAR es un acrónimo que se basa en cuatro tendencias que el individuo deprimido establece de manera rígida: fusión con los pensamientos, evaluación (del inglés, *evaluation*) de la experiencia, evitación (del inglés, *avoiding*) de la experiencia y racionalización.

Fusión con pensamientos

Es la habilidad verbal de considerar una palabra como el objeto al que se refiere. Al experimentar históricamente sentimientos y pensamientos negativos dentro de su cuerpo, la persona comienza a concebirse a sí misma como algo "negativo". La historia de fusión cognitiva por la que pasa la persona deprimida le hace olvidar que el evento que causa su enfermedad no es un sentimiento, una sensación, memoria o pensamiento. Entonces, según Hayes et al. (1999):

> "Por ejemplo, un cliente dice 'soy depresivo'. La declaración parece una descripción, pero no lo es. Ella sugiere que el cliente se ha fusionado con la etiqueta verbal y lo trata como una cuestión de identidad, no de emoción. 'Soy depresivo' fusiona un sentimiento como un estado de ser – 'soy' es, en resumen, sólo una forma de la palabra, 'ser'. A nivel descriptivo, lo que está sucediendo es algo más cercano a 'yo soy una persona que está teniendo un sentimiento llamado depresión en este momento'". (pág. 73)

Debido a la formación de relaciones derivadas de estímulos contenidos en reglas que especifican el control emocional, la persona comienza a tener, en relación con los pensamientos, las mismas relaciones que tenía ante los problemas en el trabajo, la vida conyugal y las relaciones sociales conflictivas[8]. Esto ocurre en un segundo momento en el curso de la depresión, a menudo cuando el clien-

8 La explicación dada a este fenómeno relacional generó una teoría llamada Teoría de los Marcos Relacionales, que tiene en la historia del reforzamiento la explicación funcionalmente orientada para el aprendizaje de las relaciones derivadas (Abreu & Hübner, 2012).

te ya ha desarrollado el trastorno. En general, los problemas originales "causales" responsables de la instalación del repertorio depresivo fueron en el pasado.

Evaluación de la experiencia

En la depresión, el cliente se involucra tenazmente en una "agenda de cambio" orientada a verse libre de sentimientos y pensamientos incómodos. En este esfuerzo, ocurre la transformación de la función de estímulo de una serie de eventos que se comparan a partir de referencias como mejor o peor, bueno o malo, interesante o aburrido, etc. Por lo tanto, una persona deprimida puede pasar horas involucrados en rumiaciones auto despreciativas, tales como "no consigo sentirme mejor, estoy enfermo".

Evitar la experiencia

La forma de reaccionar a las evaluaciones, a su vez, lleva al individuo a desarrollar un repertorio de evitación experiencial de eventos privados. De acuerdo con lo que se observa en la clínica, sería incluso técnicamente más correcto llamar "escape experiencial" (Zettle, 2005), porque el individuo está preocupado por poner fin al contacto con la culpa, la vergüenza, los recuerdos dolorosos de las pérdidas, de lo que sería propiamente anticipar una evitación[9]. Los intentos de escapar de las experiencias juegan un papel central en la depresión.

Desde el punto de vista del modelo FEAR, los síntomas de la depresión, como la anhedonia y la sensación de vacío, trabajan para escapar de emociones más fuertes y desagradables desencadenadas por el afrontamiento de los problemas (Zettle, 2011). Cuanto más deprimida se encuentra la persona, más difícilmente se centrará en los problemas reales que causan el trastorno emocional. Por lo tanto, se vuelve más complicado hacerles frente a estos problemas.

En la integración que se propone en el manual BA-IACC, y desde el punto de vista de la activación, las evitaciones experienciales son evitaciones pasivas, ya que producen refuerzos negativos a corto plazo y no promueven la resolución de los problemas que mantienen al cliente en depresión.

Racionalización

Los clientes intentan tenazmente identificar las causas de su depresión. Los estímulos aversivos inmediatos son, los sentimientos, pensamientos o eventos

9 Por razones de consenso en la literatura, utilizaremos el término "evitación experiencial", bajo el entendimiento de que evitar y escapar están incluidos en este concepto.

subjetivos, como "mi depresión proviene de mi personalidad", "estoy triste porque estoy muy nerviosa" o "no fui a trabajar porque estaba muy triste". Una consecuencia de estas rumiaciones es que este comportamiento hace que la persona evite o se escape de lo que siente en lugar de resolver la situación.

INTERVENCIONES ACT BASADAS EN COMPONENTES QUE SE INTEGRARÁN CON BA

Según Kanter et al. (2006), las intervenciones en ACT ahorrarían una diferencia significativa con respecto a las intervenciones propuestas en BA, porque esta última es analítica (por ejemplo, análisis de GEE y GEA) y se centraría en los objetivos (por ejemplo, producir un aumento del RCPR). El ACT, en contrapunto, no tiene sus intervenciones basadas de esta manera. La razón de la proscripción de análisis y cuestiones activas y objetivas es que, según ACT, este esfuerzo llevaría al cliente a formular más razones causales, combustible para un aumento y diversificación de las reglas y evitación experienciales. Esto ocurriría porque los análisis verbales interpretativos pueden generar más relaciones derivadas entre los estímulos involucrados en las reglas que especifican evitación de las emociones.

Para un cliente con repertorio de evitación experiencial y que presenta la regla "No consigo involucrarme en una discusión con mi novia porque estoy triste", un análisis funcional hecho a partir de las siglas GEE y GEA, que evidencia tristeza y sueño excesivo siempre que ocurra una crítica injusta, aunque puede producir una confrontación efectiva, termina amplificando el control verbal y las clases de evitación. Es como si el cliente que previamente presentaba la regla "No consigo involucrarme en una discusión con mi novia porque estoy triste" llegara a formular lo siguiente: "No consigo involucrarme en una discusión con mi novia porque estoy triste, aunque ante esta o aquella situación, si fuera propicia, podría hacerlo". En este sentido, podemos observar un cliente todavía firmemente comprometido con su "agenda de cambio".

Bajo esta observación fundamental, las intervenciones recomendadas en ACT se producen a través de ejercicios experienciales, intervenciones paradojales terapéuticas y del uso de metáforas (Hayes et al., 1999). No se recomienda ningún esfuerzo analítico por parte del terapeuta. En este sentido, ACT integrada con BA-IACC tiene lugar a lo largo de varios componentes de la terapia, que son: (1) desesperanza creativa; 2) el problema del control; (3) aceptación a partir de la defusión; (4) la defusión y el *self*; y (5) la formulación y el compromiso con los valores. En el protocolo BA-IACC integrado, utilizamos una técnica para trabajar cada uno de los componentes, si la intervención indicada es adecuada y suficiente. Eventualmente también se requieren otras técnicas en cada uno de los componentes. Recordamos en este punto que el manual estándar ACT (Hayes et al., 1999) aporta una diversidad de técnicas que pueden aumentarse de acuerdo con la demanda clínica.

ACT entra como un sistema para integrarse en BA, por lo que no requiere todos los compromisos de aplicación recomendados por el manual ACT estándar. Incluso los objetivos de las técnicas pueden ser diferentes en esta adaptación que estamos proponiendo, como se observará más adelante.

DESESPERANZA CREATIVA

La desesperanza creativa es el corazón de ACT. Este componente tiene como objetivo aumentar la conciencia de la disfuncionalidad y el problema de las reglas verbales que apoyan la evitación experiencial. En la sesión, el cliente identifica cómo la evitación experiencial es relevante en la producción de su propio sufrimiento. La desesperanza producida experiencialmente por el contacto con los problemas generados por la inoperabilidad de la evitación puede llevar al cliente a sospechar de las reglas como parte del problema, y no de su solución. El cliente necesita esta motivación generada por la frustración para que luego pueda analizar las evitaciones que suele presentar ante sensaciones, sentimientos y pensamientos. En nuestro protocolo, utilizamos una adaptación un poco más interactiva de la metáfora del hombre en el hoyo (Hayes et al., 1999), como se describe a continuación.

Terapeuta: Te voy a pedir ahora que cierres los ojos e imagines que estás caminando en un gran campo abierto, y que llevas puesta una venda en los ojos. De esa manera, no puedes ver nada en tu camino. Así que caminas hacia cualquier dirección. Te das cuenta en este punto de que llevas una mochila en la espalda, pero no sabes lo que hay dentro. Este campo abierto tiene numerosos hoyos, todos muy profundos, como si fueran antiguos pozos artesianos desactivados. Sigues caminando sin destino, y de repente caes en uno de ellos. Te has lastimado mucho, pero afortunadamente no te rompe los huesos, y no tienes lesiones graves. Tu primer impulso ahora mismo es sacar la venda de los ojos y estudiar el pozo en el que estás. Entonces te das cuenta de que las gruesas piedras yuxtapuestas que te rodean son bastante húmedas y extremadamente resbaladizas y que, a lo lejos, se puede ver la luz. En ese momento, recuerdas la mochila que tenías en su espalda y decides abrirla para ver lo que hay dentro. He aquí, encuentras un pico. Así que te pregunto, ¿qué haces con ese pico? Puedes abrir los ojos.

En este punto, el cliente suele responder que intentaría escalar las paredes del agujero usando el pico como piolet, un tipo de equipo de montañismo utilizado para la escalada técnica en hielo. El terapeuta advierte que no son dos, más sólo un pico. Y que no es un piolet alpino de aluminio ligero de 57 cm, sino un pico de hierro y madera en el mejor estilo "sepulturero de cementerio". Este pico es pesado y requeriría mucho espacio para hacer el movimiento pendular, además de una buena puntería para golpear en los huecos entre las piedras de la pared. E incluso si el cliente lograra acertar el golpe, todavía tendría que suspender su cuerpo cuesta arriba, para que pueda apoyarse en una de las piedras y así, bajo un equilibrio precario, poder sacar el pico e iniciar un movimiento recto de péndulo usando sólo una de sus manos. Una tarea con muy pocas posibilidades de éxito dada la enorme habilidad requerida, y dada toda la humedad del agujero, todavía habría una fuerte probabilidad de otra caída, tal vez fatal. El cliente, entonces, frente al estancamiento, puede sugerir excavar más, ya que tendría espacio para el movimiento pendular vertical, y ya que, a diferencia de las piedras en las paredes, el suelo blando permitiría el "avance". El terapeuta advierte al cliente que la profundización conduciría a una mayor distancia desde la parte superior del agujero, además de robar toda la energía que sería preciosa en las próximas horas.

La idea de usar la metáfora es aumentar la conciencia del cliente de que, al igual que el comportamiento de cavar más profundo, la evitación experiencial es una respuesta inútil a los problemas, y que invariablemente conducen a su cronicidad. Sin embargo, en ningún momento el terapeuta debe hacer un análisis funcional del comportamiento, en el sentido analítico de esta tarea. Después de aplicar la metáfora, sugerimos cerrar la sesión, evitando así preguntas adicionales del cliente. ¡Las preguntas podrían generar respuestas del terapeuta, combustible para una mayor derivación de las relaciones arbitrarias!

La idea es que el cliente regrese a casa sin esperanza, y que este estado motivacional pueda ser un contexto creativo para una apertura al cambio.

Debido a que esta es una técnica muy intensa, no recomendamos integrar ACT en clientes con depresión moderada a grave con antecedentes de intentos de suicidio.

EL PROBLEMA DEL CONTROL ("EL CONTROL ES EL PROBLEMA, NO LA SOLUCIÓN")

Después de que se observen las respuestas a sensaciones, pensamientos y recuerdos, el objetivo será aclarar la inoperabilidad de las evitaciones experienciales. No es posible que se pueda huir de algo que está dentro de su cuerpo. Los clientes deprimidos no renuncian fácilmente a la agenda de controlar las emociones y pensamientos negativos, ya que a corto plazo todo este esfuerzo se refuerza negativamente.

Usamos una adaptación del "ejercicio del pastel de chocolate" (Hayes et al., 1999) como se describe para referirse al intento de controlar la cadena de pensamientos negativos, como aquellos involucrados en la rumiación.

Terapeuta: Te voy a pedir ahora que no pienses en algo que te voy a decir... ni por un instante. Y recuerda que no debes pensar. Imagina un pastel de chocolate saliendo del horno. Está caliente y su aroma inunda toda la casa. Y va a ser servido justo cuando tengas hambre. No pienses en ese pastel, te lo dije. Imagínese ahora que va a romper este pastel esponjoso y fragante y tomar el primer bocado. Cuando estás en contacto con la boca, experimentas el sabor del mejor y más intenso chocolate que hayas comido. ¿Puedes hacer eso?

La idea de esta experiencia es poner de relieve la inutilidad del intento de supresión del pensamiento, similar a la forma en que es difícil no pensar en algo tan atractivo como un delicioso pastel de chocolate, o las autoevaluaciones negativas en la rumiación. El objetivo de la técnica es llevar al cliente a desarrollar una postura de disposición, hacia la apertura de nuevas, y por qué no, creativas formas de relacionarse con los sentimientos y pensamientos.

CONSTRUYENDO LA ACEPTACIÓN ATRAVÉS DE LA DEFUSIÓN DEL LENGUAJE

En BA, la aceptación de experiencias privadas precede y facilita las acciones guiadas a objetivos. En este sentido, BA asume que la aceptación naturalmente sigue el comportamiento de afrontamiento. No sería necesaria una concepción conceptual o técnica adicional (Kanter et al., 2006).

La perspectiva de la aceptación de ACT es más compleja. Implica el desarrollo de otros repertorios de clientes, a través de la defusión cognitiva o la desliteralización, es decir, la ruptura de las relaciones derivadas contenidas en las reglas que controlan la evitación experiencial.

EL ACT postula el papel de gestión de las relaciones verbales derivadas en la formulación de reglas que amplían el control y la diversidad de evitaciones experienciales. Por ejemplo, muchos eventos privados aversivos pueden provocar sentimientos de disforia indirectamente, es decir, sin ningún problema actual. Reglas como "si se tiene un pensamiento o sentimiento negativo, entonces la vida será mala", o "si se tiene un pensamiento o sentimiento positivo, entonces la vida será buena", relacionan arbitrariamente los estímulos verbales "pensamientos X" y "vida X". *A priori*, los pensamientos y sentimientos, como la vergüenza, la culpa o los recuerdos de la pérdida afectiva, no realizarían una función aversiva. Pero bajo señales verbales contextuales, los seres humanos podrían aprender esta relación arbitraria entre estímulos. Y bajo el contexto verbal como una sentencia "sentido de la vida", los estímulos verbales pueden estar relacionados en la regla si "pensamiento o sentimiento negativo", luego "mala vida", y en si "pensamiento o sentimiento positivo", luego "buena vida". Las funciones operantes y respondientes de un estímulo verbal (por ejemplo, una mala vida) transforman la función de otro estímulo verbal (por ejemplo, pensamiento o sentimiento negativo). El individuo entonces se comportaría bajo el control de un estímulo verbal como si fuera el otro. Por lo tanto, respondería a "pensamiento o sentimiento negativo" como si fuera "mala vida". Estos sentimientos negativos pueden causar comportamientos evitación y escape experiencial, como llamadas desesperadas a una persona, alimentación excesiva o incluso sueño excesivo.

ACT explica este fenómeno como la transformación derivada de la función de un estímulo. Por lo tanto, el individuo respondería a un estímulo en relación con otro. Este comportamiento relacional, denominado por Hayes et al. (1996) respuesta relacional derivada y, en el caso citado, habría sido originado por operaciones históricas, estableciendo que la frase "mala vida" sea particularmente aversiva. Los autores propusieron la Teoría de los Marcos Relacionales para explicar el fenómeno de las relaciones derivadas involucradas en el lenguaje humano y la cognición (Abreu & Hübner, 2012).

Para que ocurra el cambio clínico en el cliente deprimido, es decir, para que reduzca la frecuencia de la evitación experiencial, es necesario que antes se promueva la ruptura de las relaciones derivadas entre los estímulos contenidos en las reglas que especifican el control emocional.

Las intervenciones para promover la aceptación en ACT tendrían este objetivo. Permiten la ruptura con la respuesta relacional derivada, lo que lleva al cambio de la función del estímulo derivado. Es decir, en el ejemplo citado, "pensar o sentir negativamente" podría tener su función aversiva nuevamente modificada a una función neutral, a partir de las intervenciones propuestas. Con menos evitaciones experienciales en curso, se abriría la posibilidad de que el nuevo comportamiento de afrontamiento, en línea con los objetivos de BA de aumentar el RCPR.

Utilizamos para la defusión del lenguaje una adaptación para el consultorio de la metáfora del "Pasajero del ómnibus" Hayes et al. (1999). Nosotros la llamamos, intuitivamente, "pasajero del taxi".

En él, el terapeuta inicialmente le pide al cliente que recuerde un problema con el que ha estado tratando y pide una descripción de dónde y cómo ocurre generalmente. El terapeuta presta atención y toma nota de los pensamientos, sentimientos, estados del cuerpo, recuerdos y otros aspectos de la experiencia privada que se están describiendo. Usamos las palabras exactas con las que el cliente ha nombrado a todos los estados privados que son aversivos para él. Luego, el terapeuta guía la dinámica como se ilustra en el siguiente extracto.

Terapeuta: José, te voy a pedir que pienses en algunas de las veces que has tenido este problema de no dejar de fumar. ¿Puedes pensar en él? ¿Y qué sientes cuando piensas en él?

Cliente: Creo que voy a tener un enfisema en cualquier momento. Me pone mal, porque a mi hijita no le gusta el olor de los cigarrillos, y siento que definitivamente debería hacerlo por ella. Para que pueda tener a su padre a su lado durante mucho tiempo.

Terapeuta: ¿Y qué has estado haciendo para lidiar con eso?

Cliente: Cuando intento no fumar por un día, por ejemplo, creo que pronto me voy a boicotear, y en el trabajo invariablemente fumaré un cigarrillo a la hora del café.

Terapeuta: ¿Qué sentimientos tienes cuando ves que esto sucede?

Cliente: Que estoy muy mal, y que mi tristeza me impide tener cualquier fuerza de voluntad. Que mis pulmones no aguantarán mucho más.

Terapeuta: Esto es lo que vamos a hacer ahora. Imagínate que ambos estamos en un taxi. Y en el taxi tú eres el conductor y yo soy tu pasajero. Como cualquier viaje en taxi, hay un punto final al que llegaremos. Vamos a caminar por la clínica ahora, imaginando que estamos en ese taxi, tú conduciendo y yo a tu lado. Y como sabes, un taxi nunca corre recto y a la misma velocidad hasta su punto final. Está dando vueltas por la ciudad. Por lo tanto, puedes dar la vuelta, haciendo la ruta que quieras, a veces más rápido, a veces más lento, si lo deseas. Como si fuera en un taxi de verdad. Cada vez que desee terminar esta experiencia, sólo tendrá que ir al destino final que combinamos. ¿Qué destino final quieres?

Cliente: Puede ser el sillón de recepción.

Terapeuta: Bien, cuando pones tu mano en el sillón, nuestro viaje termina. ¿Tienes alguna pregunta?

Después de tomar las preguntas del cliente, la experiencia comenzará. El cliente circula por las habitaciones de la clínica, y el terapeuta siempre sigue a su lado. Cada vez que el cliente se direccione hacia el destino final, entonces el terapeuta debe citar en voz alta los pensamientos, sentimientos y recuerdos descritos, repetidamente e incómodos. En el caso citado, el terapeuta podría repetir "terminarás con un enfisema", "tu hija estará sola", "tu tristeza te impedirá dejar de fumar", "eres muy débil". Y cada vez que el cliente viaja en la dirección opuesta al destino final, el terapeuta debe callarse. En la etapa final, cuando el cliente ya se dirige al destino final, el terapeuta debe repetir más y más alto. Cuando el cliente toca el punto final, la dinámica debe finalizar.

Al regresar a la sala del consultorio, el terapeuta solicita la reflexión del cliente con respecto a la experiencia, ayudando en las articulaciones en relación con el problema del cliente. La idea es que el cliente pueda identificar que los pensamientos y sentimientos negativos, por ejemplo, disminuyen en frecuencia e intensidad a medida que se produce una distancia en la trayectoria hacia la meta de la vida. Por el contrario, cuanto más firme sea el camino de los objetivos de una vida sin depresión, mayor será el malestar debido al contacto con los problemas que deben ser resueltos.

Es natural que los contextos aversivos de afrontamiento característicos de los comportamientos de activación evoquen pensamientos y sentimientos negativos, estos, surgen como producto del contacto con el problema que se quiere resolver. Y es lo que se presenta de manera experiencial al cliente.

En general, el objetivo de la aceptación es aumentar el contacto no evaluativo con los eventos privados normalmente evitados (Kanter et al., 2006). Para ello, el cliente tendrá que ponerse en contacto con la estimulación aversiva interna, sin evitar. Es el entrenamiento para percibir la sensación, dejar que llegue a su pico y observar como pasa.

El componente ACT de BA-IACC difiere del BA estándar en el punto en que ACT prescribe la necesidad de romper el contexto de la literalidad de las reglas, es decir, el desglose de las relaciones derivadas entre los estímulos contenidos en las reglas. Este proceso sería un enlace intermedio necesario antes de involucrar al cliente en el cambio de comportamiento. BA estándar asume que los clientes pueden cambiar directamente, a través de la vinculación con las actividades específicas (Martell et al., 2001). Además, el terapeuta trabaja con el cliente para que se comporte de acuerdo con los objetivos para el cambio de comportamiento, independientemente de cómo se sienta el cliente (Martell et al., 2001). Como resultado de estas diferencias, consideramos importante en BA-IACC su integración para el éxito terapéutico en casos con alta frecuencia de repertorios de dar razones y evitaciones experienciales.

DEFUSIÓN DEL *SELF*

El *self* es la forma en que concebimos la experiencia del yo. Desde un punto de vista conductual, es la experiencia del yo en contexto, que generalmente sucede a partir de un conjunto de respuestas privadas que están en perspectiva con otros estímulos externos al organismo de la persona. Por lo tanto, todas las respuestas aversivas encubiertas, como pensamientos y sentimientos, ocurren en un contexto, en un cierto "lugar" (Hayes et al., 1999), que generalmente es nombrado como subjetivo, porque está dentro de la persona, en contrapunto a la perspectiva de las cosas que están fuera. Por lo tanto, las personas deprimidas aprenden que, si experimentan una regularidad de sentimientos negativos, es porque sus vidas son necesariamente miserables o malas.

Usamos la metáfora del tablero de ajedrez de Hayes et al. (1999) en el trabajo de defusión del *self* de la siguiente manera:

Terapeuta: Te voy a pedir ahora que cierres los ojos e imagines una partida de ajedrez. El juego de ajedrez trae piezas en blanco y negro. A veces se observa un mayor movimiento de las piezas blancas, y posiblemente también una disminución de las piezas negras. Un poco más tarde, se nota un mayor movimiento de las partes negras, y posiblemente también un aumento en su cantidad en relación a las blancas. De un momento a otro, ves este baile de las piezas. Algunas piezas se mueven en pasos más largos, y otras a lo largo de uno o más espacios. El tiempo pasa. Ahora imagina que las piezas negras son tus sentimientos y pensamientos negativos, y las piezas blancas, los positivos. Por lo tanto, con el tiempo, experimentarás un mayor movimiento y número de uno u otro. A veces el negro va a ganar el juego, pero posiblemente el blanco también será capaz de revertir la situación en algún momento. Te voy a pedir que abras los ojos. ¿Quién eres en este juego entre las piezas blancas y negras?

La idea es conseguir que el cliente identifique que sería el tablero, el locus donde ocurre toda la dinámica entre sentimientos y pensamientos positivos y negativos. Este locus permanece constante durante todo el partido, sin perder su identidad e importancia. Para ser un juego de ajedrez, hay una necesidad de tablero y el movimiento de piezas en blanco y negro. Esta característica única permite a las personas identificar todo este conjunto como un juego de ajedrez, no sólo las piezas o el tablero. Se debe animar al cliente a entender que siempre será el mismo locus, y que, con el tiempo, los pensamientos y sentimientos tendrán varias configuraciones, diversas dinámicas.

En esta etapa el objetivo es conseguir que la persona identifique a los sentimientos, pensamientos, imágenes y recuerdos sólo como respuestas. Y para que el individuo evolucione, por ejemplo, de declaraciones como "soy triste y depresivo" a "tengo pensamientos de que estoy triste o deprimido".

FORMULACIÓN Y COMPROMISO CON LOS VALORES

La formulación y promoción de comportamientos consistentes con los valores es un paso importante para la acción. La forma detallada en que aplicamos el Cuestionario de Valores de Hayes et al. (1999) se presenta en el capítulo 7 "Conduciendo la activación conductual: estructura fundamental de las sesiones".

A diferencia de ACT estándar, el uso del Cuestionario de Valores (Hayes et al., 1999) en BA-IACC tiene como objetivo evocar comportamientos que en el pasado ocurrían regularmente, bajo fuentes consistentes de reforzamiento positivo, y que por lo tanto produjeron un RCPR más alto. En este sentido, no habría gran relevancia al diferenciar los "valores" de los "objetivos", como las guías estándar de ACT. Los valores dentro de esta concepción no tendrían una fecha de finalización, manteniendo a la persona comportándose consistentemente con este valor durante un período prolongado de su vida (por ejemplo, estar más en contacto con sus padres). Por otro lado, un objetivo guiaría comportamientos con consecuencias muy específicas, por lo que con un cierto plazo de paso (por ejemplo, volver a vivir en la ciudad de sus padres).

En la integración con BA, esta diferenciación podría incluso ser contraproducente, ya que nuestro principal objetivo es sacar rápidamente a la persona de la depresión. Así, un objetivo tangible, si dentro de las posibilidades del cliente, podría ser bienvenido con el fin de facilitar su contacto con los refuerzos positivos de la relación. Por lo general, es más fácil reanudar antiguos comportamientos que han sido reforzados positivamente, que conseguir que el cliente aprenda comportamientos bajo el control de nuevos reforzadores, y esto es especialmente importante cuando nos apuntamos a sacar rápidamente al cliente de la depresión, como en los casos más graves en riesgo de suicidio[10]. Las actividades orientadas al valor también aportan un mayor significado al cliente, sirviendo como una operación motivadora para la participación en la activación.

10 En algunos casos de depresión en la que está en vigor la extinción operante, como la muerte de un ser querido, será necesario revisar un valor familiar como "estar en contacto con el miembro de la familia". Entonces, es inviable reanudar los comportamientos una vez reforzados positivamente cuando la persona querida ya no está. En el capítulo sobre la extinción operante discutiremos esto con más detalle.

Capítulo 11

Caracterización e intervención en los casos de incontrolabilidad de los eventos aversivos

Hay contextos en los que nuestros clientes, aún haciendo lo todo lo posible, tienen experiencias frustrantes en el control de sus vidas. En estos contextos suelen predominar condiciones aversivas como la violencia parental o la violencia doméstica, por ejemplo. Entonces, la presentación de la estimulación aversiva se presenta como incontrolable para la víctima, siendo perpetrada por el agresor, que se comporta bajo el control de su estado de ánimo.

La investigación básica aporta mucha información relevante para entender la violencia. Los datos de investigación muestran que, bajo el efecto de la presentación de estimulación aversiva incontrolable, los animales no humanos pueden desarrollar depresión. Más específicamente, estos estudios muestran claramente cómo la experiencia con una sucesión de eventos aversivos podría conducir a serias dificultades de aprendizaje de comportamientos fundamentales para la supervivencia, como la fuga al electrochoque.

Maier y Seligman (1976) llevaron a cabo un estudio con tres grupos de perros como sujetos experimentales. En el experimento, dos de los tres grupos estarían expuestos inicialmente a una condición en la que recibirían electrochoques como estímulos aversivos. El primer grupo de perros fue sometido a una situación de electrochoques incontrolables, el segundo de electrochoques controlables, y el tercero, el grupo control, no recibió ningún electrochoque. Cuando algún perro del grupo controlable suspendía su electrochoque presionando un panel con su hocico, también suspendía el electrochoque del perro de la condición incontrolable. Luego, los sujetos de los tres grupos fueron expuestos a una condición de prueba para la respuesta de escape de al electrochoque.

Los resultados mostraron que los perros del grupo que se sometieron a la situación de choque controlable y los del grupo control aprendieron la respuesta de escape en la condición de prueba (Maier & Seligman,1976). Los perros del grupo de choque incontrolable, por el contrario, no aprendieron la respuesta de escape de los electrochoques. Este efecto de desorganización del repertorio de escape de la experiencia anterior con choques incontrolables fue llamado indefensión aprendida (IA). El experimento obtuvo el estatus de modelo experimental robusto para la depresión. Hoy en día muchos laboratorios utilizan ratas en el estudio de la IA.

Un modelo experimental de psicopatología debe explicar la etiología, la sintomatología, los cambios biológicos y los tratamientos de un trastorno determinado. La IA cumple con los criterios de depresión (Willner, 1984; 1985). Las aproximaciones con fenómenos conductuales y biológicos son bastante grandes. En la etiología, una historia de incontrolabilidad de los eventos aversivos puede llevar tanto a los animales como a los seres humanos a desarrollar episodios depresivos (Willner, 1984; 1985). La pasividad, la baja frecuencia de respuestas y la baja sensibilidad al refuerzo explican la anhedonia (Hunziker, 2005). Las mismas variaciones neuroquímicas que implican la dopamina, noradrenalina y serotonina como en los seres humanos también se observan en animales, así como cambios en el sistema inmunológico (Weiss, Glazer & Pohorecky, 1976; Weiss, Stone & Harwell, 1970). El tratamiento con fármacos antidepresivos y el refuerzo positivo puede revertir el efecto de la indefensión en animales de la misma manera que en humanos (Hunziker, 2005).

Aunque el modelo de depresión basado en la IA tiene diferencias en el modelo clínico comportamental (Abreu, 2011), una articulación interpretativa es factible. Para ello, dos momentos del experimento en IA merecen ser analizados, según Abreu y Santos (2008). En primer lugar, la condición de incontrolabilidad, y en segundo lugar, la condición post-experiencia con la incontrolabilidad.

CONDICIÓN DE INCONTROLABILIDAD

Un cliente puede estar experimentando actualmente una estimulación aversiva incontrolable en su vida. Ejemplos, son las situaciones de violencia doméstica entre marido, esposa e hijos.

No podemos suponer que, debido a que está deprimida, la esposa[11] no trató de resolver su problema en ningún momento en el curso de agresiones físicas. Decir esto es afirmar que sus oportunidades de escape eran, si no inexistentes, mínimas. A menudo, ella ha tratado de alguna manera de buscar ayuda, pero ha tenido sus esfuerzos frustrados debido a las represalias de la pareja agresora, como las amenazas de muerte a ella o a los hijos. Posiblemente, la falta de repertorios de escape calificados contribuye al agravamiento del problema. Afirmar esto es estar atentos a la búsqueda de ayuda, y a aquellos que, ya que, en muchas sociedades machistas, la comunidad no es lo suficientemente sensible y organizada en sus instituciones para proporcionar un alivio adecuado. Es

11 Vamos a referirnos al cliente en femenino ya que los ejemplos se refieren en gran medida a casos de parejas agresores masculinas.

decir, en esta situación, el individuo no tendría la oportunidad de responder, la habilidad necesaria en el repertorio o incluso una consecuencia reforzadora. Lo que sucede es la segregación de la víctima de su familia extendida (por ejemplo, tíos, padres), y también la comunidad. Los sentimientos de verguenza a menudo acompañan a estas clientes, ya que la culpa casi siempre se imputa a la víctima. También tienen miedo de que no puedan mantenerse a sí mismas porque no tienen experiencia con el trabajo remunerado.

INTERVENCIONES PROPUESTAS EN LAS CONDICIONES DE INCONTROLABILIDAD

La incontrolabilidad define la vida de estos clientes y, por lo tanto, la comprensión de los procesos observados por el modelo de IA puede ayudar al clínico a intervenir estratégicamente en el caso. A diferencia de los casos de depresión en los que existe la posibilidad de control a través del desarrollo de repertorios de evitación y escape, en la incontrolabilidad no hay ninguna relación de contingencia entre el comportamiento y la consecuencia producida. Sólo por razones analíticas, cualquier aumento en la posibilidad de control ya disminuiría la necesidad de IA para entender este subtipo de depresión. Esta condición debe sensibilizar al terapeuta al hecho de que la única intervención es la retirada inmediata del cliente del ambiente violento. Este tipo de iniciativa suele requerir el trabajo coordinado de psicólogos y médicos, trabajadores sociales e instituciones jurídicas.

CONDICIÓN POST-EXPERIENCIA CON LA INCONTROLABILIDAD

La situación relacionada de la condición de prueba se refiere a los clientes que ya han tenido algún historial de incontrolabilidad en sus vidas, pero que actualmente viven en entornos seguros. Así, por ejemplo, una persona deprimida que ha experimentado en el pasado las agresiones de un padre alcohólico puede haber constituido una nueva familia, que vive en un hogar tranquilo. En el caso en que ningún aprendizaje incompatible con el comportamiento pasivo haya ocurrido entre la experiencia de incontrolabilidad y el momento presente, entonces es probable que los efectos de la indefensión todavía puedan estar presentes en el repertorio (Mestre & Hunziker, 1996). Personas deprimidas con este historial generalmente aprendieron auto-reglas que especificaron la imposibilidad de controlar los eventos del día a día (Rehm, 1977). Tomar un autobús o asistir a un evento social puede ser extremadamente amenazante para estos clientes. En estos casos se producen estados depresivos mixtos con ansiedad.

Debido a que interactúan poco con las posibilidades que la vida les ofrece, estos clientes terminan sin tener la oportunidad de desarrollar conciencia de las consecuencias producidas por sus comportamientos. Por mucho que empiecen a explorar su entorno y tengan éxito en esta tarea, es posible que no sean sensibles a los reforzadores disponibles en el entorno. Los individuos acaban exponiéndose poco a posibles contingencias de reforzamiento positivo. En última instancia, la baja actividad produce una disminución en la tasa de respuestas contingentes al reforzamiento positivo (RCPR).

INTERVENCIONES PROPUESTAS EN LA CONDICIÓN POST-EXPERIENCIA CON LA INCONTROLABILIDAD

El entrenamiento en habilidades sociales de Lewinsohn et al. (1992) puede ser útil para desarrollar habilidades fundamentales de interacción social. En el manual BA-IACC integramos la psicoterapia analítica funcional (FAP) como un sistema de psicoterapia propicio para este objetivo (Capítulo 9). En FAP, en el moldeado in locus a menudo comienza con las habilidades más básicas, como iniciar y mantener una conversación con la función de solicitud de ayuda.

También deben abordarse los problemas de déficit en la formulación y el seguimiento de reglas que controlen potenciales RCPR. Para ello, se puede utilizar el aprendizaje del análisis funcional del comportamiento, a partir de las siglas GEE y GEA (Martell et al., 2001), o incluso el Inventario de Valores (Hayes et al., 1999).

El análisis funcional mejora el aprendizaje de la conciencia de los pequeños avances, con el fin de facilitar gradualmente al cliente percibir el control que sus comportamientos ejercen sobre los eventos del día a día. La conciencia, en el sentido conductista del término, sería la descripción de los antecedentes y refuerzos de los cuales el comportamiento personal es una función (Skinner, 1953/1968). Una mayor conciencia del comportamiento personal tiene como consecuencia la percepción de un mundo menos caótico y peligroso, y pasible de control en mayor medida.

Recomendamos precaución y flexibilidad al terapeuta al introducir el trabajo a partir de estos instrumentos. El terapeuta no puede perder de vista que estas actividades serán desafiantes, e incluso pueden causar una gran aprehensión del cliente.

Para ilustrar, tome como modelo la forma en que introdujimos el Cuestionario de Valores de la Metáfora de la Mesa:

Terapeuta: Imagina una mesa, pero no cualquier mesa. Imagine una mesa que podría tener varias patas. La mesa puede tener cuatro, cinco, seis o más patas, dependiendo de cómo fue diseñada. Así que imagine que la tapa de la mesa no está soldada, atornillada, clavada, anclada o incluso pegada a la parte superior de las patas. La tapa sólo está apoyada. Ahora mismo no nos preocupa la estética de la mesa. Sólo queremos resistencia. En principio, la mesa será tan robusta para mantener el peso cuanto mayor sea el número de patas. También imagine que éstas no son necesariamente las mismas. Pueden tener diferentes grados de resistencia. Algunos pueden haber sido hechas más gruesas, o incluso en un material más resistente. No tienen que ser iguales, pero sí suman como estructura.

Cliente: ¡Una mesa con muchas patas parecería una buena mesa!

Terapeuta: Sí. Te diré que la tapa de la mesa es tu salud mental que está apoyada por el conjunto de esas patas. Imagina que cada una de las ellas es una de las grandes áreas de tu vida. Familia, amigos, trabajo, estudio, entretenimiento, deporte, religión, de todos modos, esto es muy particular para la persona, y cada uno de nosotros tiene un cierto número de patas en nuestras vidas. Cuantas más, más solidez y por lo tanto más salud. Lo que pasa cuando estamos deprimidos es que perdemos algunas, o incluso nos damos cuenta de que otras nunca existieron.

Cliente: Tengo mis patas, y son mis amigos. Pero desde que me gradué, varios de ellos se han mudado a otra ciudad, y algunos se han casado. Esto nos hizo perder el contacto y, con eso, la amistad se fue enfriando.

Terapeuta: Sí, entiendo perfectamente este problema. Una pata que es tambaleante se puede reemplazar. Por lo tanto, incluso si tienes patas rotas, es posible fortalecer antiguos lazos. Estamos más protegidos cuantas más patas tengamos. Fortalecerlas es importante y para nosotros, la cantidad y la calidad cuentan. ¿Esto tiene sentido para ti?

Cliente: Casi no tengo patas, y las pocas que tengo, renguean. No sé cómo hacer esto.

Terapeuta: Tengo aquí conmigo un inventario que nos ayudará a evaluar y trabajar con tus valores, como tus amistades. Más que eso, te ayudará a tener actitudes más consistentes con tus valores. Y vamos a observar cuidadosamente el efecto de esto en su estado de ánimo.

El cliente debe responder de la mejor manera que ha sido capaz de hacer en el momento actual de su vida. Es importante que el terapeuta sea sensible al comportamiento del cliente para que pueda llevar a cabo el moldeado adecuado de la formulación de reglas y así ayudar en su seguimiento.

Capítulo 12

Pérdida de fuentes de reforzamiento en casos de extinción operante

Muchas de las depresiones ocurren como efecto del proceso de extinción operante. En la extinción, un comportamiento que históricamente producía un reforzamiento dado, deja de producirlo. La relación entre el comportamiento y la consecuencia se rompe por la suspensión de la consecuencia reforzadora.

La extinción es un tipo de control aversivo que interfiere con la tasa de respuestas contingentes al reforzamiento positivo (RCPR), porque (1) elicita respuestas emocionales intensas y también (2) produce una función aversiva a las circunstancias relacionadas con la suspensión del reforzador. Ejemplos de extinción son la pérdida de un ser querido, el fin de una relación de compromiso, la pérdida de un trabajo, la jubilación y la salida de los niños de casa. Alguien que ha perdido recientemente a un miembro de la familia experimentará sentimientos de disforia característicos del trastorno depresivo mayor (TDM), y a menudo evitaría el contacto con las circunstancias directa o indirectamente (mediante la formación de relaciones derivadas entre estímulos) asociadas con la pérdida. Así, puede evitar ir al cine y también a otros lugares específicos, actividades que realizaba con el ser querido que ha perdido. También puede evitar interactuar con los amigos de la familia, o incluso hablar sobre las actividades que normalmente realizaban juntos. En este proceso, el individuo desarrolla un repertorio de evitaciones pasivas que le privan del contacto con posibles reforzadores positivos.

Técnicamente hablando, las personas que crean relaciones de apoyo terminan configurándose como fuentes de reforzamiento positivo para los comportamientos del otro. Considere como ejemplo a un cliente deprimido que perdió a su cónyuge en el último mes. El cónyuge fallecido ha estado reforzando históricamente muchos comportamientos del cliente, tales como comportamientos de apoyo, compañerismo, amistad, alegrías, sexo, afecto o atención. Esto se debe a las múltiples interacciones sobre una parte extensa de la vida de este cliente. Entonces, una amplia clase de comportamientos en la relación ya no son reforzadas a partir de la muerte del cónyuge. Como señalan Dougher y Hackbert (1994), la probabilidad de depresión es alta si el repertorio reforzado positivamente está en gran medida relacionado con la fuente de reforzamiento perdida. Como resultado de la pérdida, se producirá una disminución general de la RCPR, especialmente si hay escasez de refuerzos alternativos, como la existencia de otras relaciones sociales de apoyo.

Los comportamientos involucrados en el duelo apenas se diferencian de los comportamientos resaltados por los criterios de diagnóstico del TDM. Por esta razón, el DSM-5 trajo como novedad haber considerado el duelo como una condición aparte, diferente del TDM (DSM-5; Asociación Americana de Psiquiatría , 2013). Anteriormente, el DSM-IV-TR abordaba la idea de un *continuun* entre el duelo y el TDM, en la que la duración arbitraria de hasta 4 meses era vista como un indicador fiable para el establecimiento de esta frontera (DSM-IV-TR; Asociación Americana de Psiquiatría, 2000). El DSM-5 entiende que ambas condiciones pueden ser concomitantes, y el profesional es responsable del juicio clínico.

En general, en el duelo "puro" hay algunos momentos de buenos recuerdos y sentimientos positivos sobre la persona fallecida, y el individuo afligido reconoce que la pérdida no ocurrió por su responsabilidad o culpa. En la depresión, los momentos de recuerdos positivos no existen, y además se presentaría una alta frecuencia de rumiaciones con contenido de culpa hacia sí mismo por la pérdida. Otro indicador que podría apuntar a la existencia de un TDM sería que el cliente ya había tenido algún episodio depresivo importante en su historia.

Desde el punto de vista de la psicofarmacología necesaria, el avance presentado por el DSM-5 abrió la posibilidad de que el médico pueda ofrecer la medicación antidepresiva, lo que, por un lado, impide que el cliente con TDM agrave su condición, pero, por otro, continúa manteniendo la discusión sobre la implicancia de un diagnóstico erróneo. De ahí el origen de la controversia sobre la medicalización del duelo en lugar del TDM, debido a la presencia de comportamientos que son difíciles de diferenciar entre estas condiciones. Esta dificultad no se configura como un problema, en una propuesta de psicoterapia como la activación conductual (BA). Independientemente de si se trata de un duelo "puro" o de la existencia concomitante de un TDM, la aplicación de BA no sería contraindicada para resolver los problemas derivados del dolor. Los aprendizajes que se obtienen en la psicoterapia son acumulables y casi siempre se muestran bastante decisivos en la organización de repertorios involucrados en diferentes áreas de la vida. A partir de este hallazgo, también se puede justificar la aplicación de BA en el aumento del contacto con fuentes estables y diversas de reforzamiento (Kanter et al., 2009) en el seguimiento del proceso de duelo y también para la prevención de un nuevo episodio depresivo mayor.

¿REMISIÓN ESPONTÁNEA?

Un dato del que poco se habla sobre el TDM es acerca de la duración de su curso. Hasta el DSM-IV-TR, el TDM duraba de 9 a 12 meses, incluso en ausencia de tratamiento (DSM-IV-TR; Asociación Americana de Psiquiatría, 2000). El DSM-5, a vez, afirma que la recuperación ocurre en 3 meses, en dos de cada cinco individuos, y en 1 año, para cuatro de cada cinco individuos (DSM-5; Asociación Americana de Psiquiatría , 2014). Es probable que la remisión espontánea de algunas personas deprimidas sea causada por las características de la depresión derivadas de la extinción operante (Abreu & Santos, 2008).

Una primera razón para la remisión espontánea reside en el control ejercido por las necesidades básicas (Abreu & Santos, 2008). La eliminación de todas las actividades, especialmente en las actividades laborales, pueden tener consecuencias relevantes para la vida de muchos depresivos, como la pérdida de poder adquisitivo. No trabajar a menudo implica tener una escalada de deudas y, con esto, la suspensión de la adquisición de muchos servicios y productos, como internet, luz, la escuela de los niños o incluso alimentos. La crítica social también contribuye a coaccionar a la persona deprimida para que vuelvan a las actividades. En muchas sociedades industrializadas la ociosidad es vista peyorativamente.

Una segunda razón para la remisión podría ser explicado porque, antes de la depresión, el cliente haya estado involucrado en actividades con menor costo de respuesta y gran efecto de refuerzo (Abreu & Santos, 2008). En el transcurso de hasta 2 años del TDM se producen muchas posibilidades. Considere el fútbol como ejemplo de una actividad reforzadora para un determinado cliente. Un retorno al juego puede poner al cliente en contacto con una serie de fuentes potenciales de refuerzo positivo, como amigos y el partido de fútbol en sí. A medida que responde gradualmente a las contingencias, el RCPR aumenta, como volver a acompañar los partidos del equipo favorito y las invitaciones paralelas de amigos para ver los partidos.

INTERVENCIONES PROPUESTAS

Según la recomendación de Abreu y Santos (2008), recomendamos la exposición gradual a contextos aversivos condicionados, así como también a contextos verbales sobre el relato de la pérdida. En este trabajo también es necesario el enriquecimiento de las actividades de refuerzo guiadas por el Cuestionario de Valores. Así, por ejemplo, para el cliente con dificultad para seguir adelante, trabajar con valores puede ayudar a mantener sus comportamientos conectados con actividades que aportan una sentido de vida. Es interesante que el individuo también aprenda las siglas GEE y GEA con el fin de analizar funcionalmente su comportamiento. Este procedimiento tiene como objetivo facilitar la identificación y el cambio de patrones de evitación pasiva.

Considere la siguiente viñeta, de una sesión con Peter, cliente con depresión moderada que había perdido recientemente a su padre.

Terapeuta: Tu padre estaba muy enfermo antes de morir, como me habías dicho.

Cliente: El estaba en un estado terminal de un tipo de cáncer de pulmón, que se había diseminado a través de los ganglios linfáticos. Mis hermanos, que aún viven en mi ciudad natal, siguieron todo el proceso personalmente. Pude viajar allí sólo unas tres veces durante ese periodo. Mis hermanos no entendían muy bien los informes de los doctores sobre el proceso de su enfermedad, y mi padre, como le dije, era semi analfabeto. Debería haber estado allí para ese seguimiento. Siendo un profesional de la salud, yo entendería mejor lo que los colegas médicos decían.

Terapeuta: En uno de tus viajes, recuerdo que una vez me dijiste que tenías que pedir permiso, en ambos hospitales, para ausentarte, y que fue bastante difícil. Otro problema en esta logística fue acordar con tu ex esposa para que ella se quede con tu hija ese fin de semana.

Cliente: Mi ex no es comprensiva. Con ella, las fechas acordadas previamente no se pueden modificar. Tuve que pelear mucho para hacerle entender. Fue horrible.

Terapeuta: Parece que tus responsabilidades, pacientes y tu ex esposa podrían haberte disuadido de viajar también en otras oportunidades en las que consideraste ir hasta allá.

Cliente: De alguna manera siento que podría haber ayudado a prevenir la muerte de mi padre. Podría estar ahí para darle mayor apoyo y, a partir de ahí, ayudar con un mejor tratamiento.

Terapeuta: Difícil de predecir esto. Los parientes de los grandes médicos siguen muriendo de todos modos, y todos los días. No sabemos cuál habría sido tu alcance para evitar este resultado. Pero había una preocupación y un esfuerzo de tu parte para estar siempre en contacto telefónico. No recuerdo que tu padre se quejase de que estuvieras ausente. Por el contrario, parecía más preocupado por tu bienestar y su nieta aquí en la ciudad. Compartía tu aprensión por la educación de tu hija y las dificultades con tu ex.

Cliente: Sí, era un excelente abuelo, incluso desde la distancia.

Terapeuta: Creo que el pensaba de esa manera también acerca de ti. No encajarías en la definición de un "mal hijo". Ahora, tenemos que volver a tu ciudad, ¿no?

Cliente: Tengo esa reunión familiar programada para el próximo mes. A veces me siento avergonzado y no quiero ir. Cuando veo que se acerca la fecha, siento verguenza y ansiedad, y luego me distrago con otras cosas, olvidando ese compromiso. Pero, analizando con el GEE (uso del acrónimo enseñado), sé que estoy evitando. Y eso es muy fuerte. Me está haciendo mucho daño, porque realmente me gustaría ahora mismo, abrazarlos, por todo el amor que han tenido con nuestro padre.

Terapeuta: Recuerdo que pones en tu lista de valores la proximidad a tus hermanos, y que querías tener más contacto con ellos. Entonces volverás a la casa de tus padres, quizás bastante avergonzado, pero aún así lo harás. ¿Cómo va tu agenda, quiero decir, cómo está la agenda con respecto a los días de ver a tu hija?

Cliente: Ese fin de semana me toca estar con ella, y quiero llevarla. Y ella realmente quiere ver a sus tíos.

Terapeuta: ¿Y cómo te imaginas que va a ser ese encuentro? ¿Qué podrías hacer de manera diferente cuando tengas ganas de evitar?

Cliente: Todos están mal con la muerte de nuestro padre. Además está mi madre, que quedó viuda y ya es muy mayor. Tenemos que hablar sobre su cuidado, cómo se verán las divisiones de las responsabilidades de cada hijo. Necesito ver a mis hermanos, ver cómo les va con todo esto ahora. Me sentiré mejor si voy a esta cita.

Terapeuta: Mamá y familia, incluyéndote a ti, necesitan atención, ¿no?

En este recorte de la consulta quedó claro lo útil que fue conseguir que el cliente recordara y aceptara el evento traumático. A partir de una contextualización, al terapeuta le fue posible ayudar a resignificar el esfuerzo que tuvo en el cuidado con el padre. La intervención fue interesante, sobre todo, para resolver las explicaciones causales del cliente, que estaban contribuyendo a las evitaciones pasivas con el contacto con los miembros de la familia.

El valor de estar en contacto con los hermanos fue recordado como una condición motivadora para el esfuerzo de enfrentamiento. El cliente, basado en el análisis funcional a través del GEE, observó que, ante la aproximación del futuro viaje, se sentía avergonzado y ansioso. Y, ante eso, terminaba distrayéndose con otras cosas. El terapeuta ya sabía de antemano que era un cliente considerado y atento con su familia, y que sus hermanos eran bastante comprensivos. Era una familia unida y sólida. A partir de una relectura de las contingencias involucradas en la supuesta "ausencia" alegada por el cliente, fue posible animarlo a ponerse en contacto con los miembros de la familia de nuevo. La participación en el cuidado de la madre también podría producir un reforzamiento positivo.

HABILIDADES SOCIALES PARA UN NUEVO COMIENZO

Además de la exposición a la pérdida, el análisis funcional de GEE y GEA y el uso del Cuestionario de Valores, el desarrollo de nuevas habilidades sociales puede ser necesario. Los clientes en depresión debido al final de una relación de largo plazo ilustran esta demanda bastante común. En estas situaciones, los clientes podrían expresar el deseo de tener una nueva relación amorosa. Sin embargo, en el camino, descubren que ya no saben coquetear porque no se han actualizado con las nuevas formas de relacionarse. Las habilidades sociales pueden ser necesarias para iniciar y mantener una conversación con los pretendientes, en persona, o incluso a través de aplicaciones de *smartphones*. Utilizamos la integración de la psicoterapia analítica funcional (FAP) para moldear estos comportamientos (Capítulo 9).

Capítulo 13
Lidando con el suicidio

El suicidio ha estado presentando un alarmante aumento en su incidencia, y su abrupto aumento en un corto período de tiempo se debe principalmente a las formas de producción y organización social de las sociedades industrializadas. En las sociedades industrializadas, una gran parte del tiempo de sus ciudadanos está dirigida al estudio y/o al trabajo, actividades que son, en esencia, combustible para la supervivencia moderna. Estas actividades promueven el aislamiento social y reducen las actividades, ya que restan tiempo y motivación para relaciones más genuinas y potencialmente más reforzadoras.

Como resultado de estos cambios, hubo una disminución en la tasa de respuestas contingentes al reforzamiento positivo (RCPR), un proceso conductual que conduce no sólo a la depresión, sino también al suicidio. Entre 2005 y 2015 la tasa mundial aumentó aproximadamente un 22%, con un valor estimado de 10,7 suicidios/100.000 habitantes (Dallalana, Caribé & Miranda-Scippa, 2019). Actualmente, por cada suicidio consumado, hay de 10 a 20 intentos. Del 10 al 25% de las personas que intentan suicidarse, volverán a tener otro intento (Dallalana et al., 2019). Sin embargo, el 56% de los individuos mueren ya en el primer intento (Ribeiro et al., 2016). Los episodios depresivos, asociados con la depresión unipolar y bipolar, son responsables de la mitad de las muertes por suicidio(Dallalana et al., 2019). En 2014, el intento de suicidio fue considerado por la Organización Mundial de la Salud (OMS) como el mayor predictor del suicidio futuro (Ribeiro et al., 2016).

El concepto de suicidio, de forma amplia y graduada, implica la idea de la muerte (deseo de estar muerto), la ideación suicida (pensamiento en hacer algo relacionado a la propia muerte), plan suicida (planificación de formas de practicar autolesiones que puedan resultar en la muerte), intentos de suicidio (cualquier comportamiento auto infligido con la intención de provocar la propia muerte) y suicidio consumado. El suicidio se refiere a cada caso de muerte que resulta directa o indirectamente de un acto positivo (por ejemplo, el ahorcamiento) o negativo (por ejemplo, huelga de hambre) llevado a cabo por la propia víctima y siempre deliberadamente (Dallalana et al., 2019).

En consonancia con una ciencia con objetivos fundamentales de predicción y control del comportamiento, la activación conductual (BA-IACC) presenta una propuesta funcional de evaluación e intervención en la crisis suicida. Lo más fundamental en su programa de investigación, sin duda, es la creciente comprensión del fenómeno, con el fin de permitir una predicción y prevención más acertada del comportamiento suicida.

Dentro del análisis del comportamiento, una caracterización seminal que ha producido un gran debate fue la de Sidman (1989/2001). El autor declaró que el suicidio ocurre bajo contextos de control aversivo, siendo un comportamiento de evitación y escape. Hayes et al. (1999) presentó una crítica a esta concepción, basada en el posicionamiento de que, en el entrenamiento de un organismo no verbal para evitar o escapar de un estímulo aversivo, hay exposición del animal a esta estimulación, de modo que se produce el aprendizaje de respuestas reforzadas negativamente (por ejemplo, comportamiento de escape). En el suicidio no existe tal posibilidad, ya que no hay manera de que nadie experimente una disminución en la probabilidad del evento aversivo antes de emitir la respuesta suicida. Dicho de otra manera, no hay un modo de aumentar la frecuencia de las respuestas suicidas si el primer intento ya ha sido efectivo.

La consecuencia para el comportamiento suicida, por lo tanto, no se puede suponer que sería un refuerzo negativo. Un estado de excepción a esta constatación sería el intento fallido de suicidio. En este contexto, la consecuencia producida por el intento ya entra en el control operante de un segundo intento probable.

Hayes et al. (1999) presentó una caracterización alternativa para el suicidio. En ella, la respuesta suicida se produce a partir de un propósito que no se puede haber experimentado directamente. Por esta razón, el comportamiento suicida es inducido verbalmente. Los autores puntuaron que:

> "La frase 'si muriera, entonces no tendría sufrimiento' es una descripción aparente de una contingencia. Es una regla y una regla que se puede seguir. Si 'no sufrir' adquiere funciones positivas, entonces para la persona en considerable angustia psicológica, la fórmula 'si muero, entonces no tendría sufrimiento' transferirá funciones positivas a la muerte como consecuencia construida verbalmente". (Hayes et al., 1999, p. 48)

El suicidio es, por lo tanto, un comportamiento gobernado por reglas, en el que el individuo formula la consecuencia para su muerte. Los estímulos verbales contenidos en la descripción de la consecuencia tienen sus funciones modificadas a partir de relaciones arbitrarias establecidas con otros estímulos verbales contenidos en la regla. Esta concepción conceptual tiene gran relevancia para el avance del análisis funcional de ideas e intentos de suicidio, como se verá más adelante.

ANÁLISIS FUNCIONAL DE LA IDEACIÓN SUICIDA Y LA RESPUESTA SUICIDA

Linehan (1993, 1997) transpuso el análisis funcional para entender el comportamiento suicida. La autora propuso un trabajo de intervención relevante en crisis suicidas, basado en las intervenciones contenidas en su terapia dialéctico conductal (DBT), en el trabajo con clientes crónicos suicidas y con conductas autolesivas sin intencionalidad suicida (CASIS). En el análisis funcional, la autora sugiere acceder al antecedente "gatillante" en el que se produce la respuesta suicida, el comportamiento y sus consecuencias. Esta comprensión causal demostró ser bastante innovadora dentro del universo de las terapias cognitivo conductuales (TCC), hasta ahora fuertemente basadas en eventos encubiertos, como la distorsión de las cogniciones.

Aunque la propuesta de Linehan (1993) es una referencia distinta para muchos terapeutas conductuales y cognitivo conductuales, creemos firmemente que, desde un punto de vista analítico conductual, sigue siendo incompleta. Debido a que la respuesta suicida es un comportamiento gobernado por reglas (Hayes et al., 1999), lo más adecuado sería la identificación de las variables asociadas con mayor frecuencia a la emisión de reglas "suicidas". Estas reglas han sido descriptas en la literatura de manera más genérica bajo la concepción de la ideación suicida.

Una recorte de ideación suicida puede especificar alguna regla "suicida" contenida dentro de la cadena verbal. La ideación puede entrar en una relación respuesta-respuesta con un intento de suicidio. La Tabla 9 ilustra el análisis funcional de un intento de suicidio bajo el control de una ideación suicida.

Tabla 9 Análisis funcional de un intento de suicidio bajo el control de una idea suicida

Estímulo antecedente (situación gatillante)	Comportamientos (Relación R-R, entre respuesta encubierta y respuesta abierta)	Consecuencias
Fin de la relación con el novio	"No le gusto a nadie. No soy interesante para las personas.	Lavado gástrico
	Voy a poner fin a todo, basta de sufrimiento.	Familiares en crisis
	Intentos de suicidio por sobredosis	Obtener atención del novio para un posible retorno de la relación

De manera más técnica, en el modelo de análisis funcional BA-IACC, tal como se propone en la Tabla 9, el terapeuta accede al "gatillante" antecedente (por ejemplo, algún problema en la relación afectiva, como la ruptura, presentada en el ejemplo), la respuesta de la ideación suicida (por ejemplo, "voy a poner fin a todo, basta de sufrimiento") y, si existe, su relación con una respuesta abierta al intento de suicidio (por ejemplo, sobredosis), además de las consecuencias producidas (por ejemplo, el retorno del noviazgo y la crisis familiar). Si el terapeuta puede identificar el desencadenante habitual y la consecuencia final para la secuencia de respuesta R-R, puede planificar con el cliente un plan para modificar la contingencia.

Este recorte también ilustra algunos otros puntos para la discusión. En primer lugar, afirmar que una respuesta suicida puede producir múltiples consecuencias no especifica cuál de las consecuencias refuerza el intento de suicidio, es decir, cuál de las consecuencias obtiene el control crítico de un nuevo intento. En segundo lugar, si el regreso del novio va a ser el evento crítico que refuerza el intento de suicidio, esto será diametralmente diferente de afirmar que el cliente en cuestión tenía una intención de manipulación. Declarar que el intento de suicidio está parcialmente controlado por la ideación suicida sólo especifica una relación funcional entre eventos. Un comportamiento gobernado por reglas, como esta, produce una consecuencia ambiental ulterior, que entrará en control de la ideación y también de un intento futuro. Por lo tanto, imputar la intencionalidad de "manipulación social" en el acto suicida sólo expondrá un prisma sesgado de análisis. La única certeza de esta experiencia es la desesperación. Una vez más, el terapeuta conductual siempre debe desarmar esta trampa de implicancias deletéreas que puede asociarse a la imagen del cliente.

Por lo tanto, dentro de la concepción funcional del BA-IACC, las cogniciones (por ejemplo, la ideación suicida) no podrían ser la causa del suicidio, sino parte de lo que también debe explicarse histórica y contextualmente. El análisis funcional tal como se presenta proporciona una explicación contextual para las cogniciones asociadas con el comportamiento suicida.

LIDIANDO CON EL COMPORTAMIENTO SUICIDA EN CLIENTES CON DEPRESIÓN MODERADA A GRAVE

Los terapeutas de BA-IACC, como en otras tradiciones, acceden a información clave del cliente, como antecedentes de intentos de suicidio, plan suicida, disponibilidad de apoyo social, inminencia del intento de suicidio y disponibilidad para llamadas al cliente potencialmente suicida. A diferencia de otras tradiciones en salud mental, estos procedimientos siempre se hacen desde el cuidadoso tamiz del análisis funcional. El análisis funcional de la evaluación es el corazón de la intervención funcional en la crisis suicida. Ilustramos la evaluación e intervención con el caso de Denise, de 28 años, BDI-II 32, en depresión severa.

Denise había comenzado recientemente una nueva universidad de psicología después de terminar su primera carrera de grado. Debido a que estaba migrando de profesión, puso gran esfuerzo y expectativa en su desempeño en las nuevas disciplinas. Vivía con su abuela y su madre. La cliente era una académica competente y despertó admiración y amistad de muchos de sus compañeros de clase.

Fue derivada por un psiquiatra y su ex psicoterapeuta, bajo el diagnóstico de trastorno límite de la personalidad y depresión, con prescripción de medicamentos para ambas condiciones comórbidas. El cliente comenzó la terapia, habiendo asistido a ocho sesiones durante aproximadamente 3 meses. Dejó de recibir la terapia poco después del final del tercer mes, afirmando requerir tiempo adicional para el trabajo del curso y los exámenes. A su regreso, llegó a la sesión bastante inestable y enrojecida, aparentemente desencadenado por el uso de medicamentos.

Poco después de comunicar la satisfacción con su regreso, el terapeuta preguntó qué había sucedido. El cliente entonces relató el intento de suicidio que había tenido el fin de semana pasado, de acuerdo con la viñeta de abajo.

Cliente: Intenté suicidarme este sábado. Estaba en casa, sola en mi habitación, cuando tomé los medicamentos. Justo luego de haber tomado, decidí llamar a una amiga para contarla. Entonces mi abuela entró en la habitación y, viendo lo que había pasado, comenzó a desesperarse. Llamó a la ambulancia, que vino a buscarnos.

Terapeuta: ¿Tu madre estaba en casa en ese momento?

Cliente: Estaba también. Ella y mi abuela se quedaron muy, muy mal con todo esto. Fue muy desesperante.

Terapeuta: ¿Y qué pasó en el hospital?

Cliente: Entramos en urgencias, mi abuela y yo. Ella también tuvo que ser internada por presión arterial alta. Mi psiquiatra ya me estaba esperando en urgencias, y me acompañó en el lavado estomacal.

Terapeuta: ¿La llamaron, entonces?

Cliente: Sí, la llamaron.

El segundo paso fue dirigir la entrevista a la formulación del análisis funcional con el fin de evaluar el contexto en el que se produjo el intento de suicidio.

Terapeuta: Voy a tener que preguntarte sobre los eventos que culminaron en este intento de sobredosis. Vamos a necesitar entender un poco mejor el contexto en el que sucedió todo esto.

Cliente: Bueno... Doctor, yo estaba muy ansiosa por la entrega de calificaciones de algunas asignaturas en la universidad. Justo en el estacionamiento, antes de salir del auto, me hice los cortes (CASIS) en el brazo, pero eso no me calmó. Primero pasé a la enfermería para recibir atención y luego me dirigí a la habitación para recoger la calificación. Y, confirmando mi miedo, obtuve un ocho en la materia Psicología Social. Estaba muy desconcertada. Me sentía en el aire en ese momento. Me fui a casa inmediatamente pensando en un montón de cosas malas, entré en la habitación y tomé mis medicamentos. Pensé que no sería una buena profesional, y no merecía vivir.

Terapeuta: ¿Cómo evalúas sacar un 8?

Cliente: Merecía un castigo por ello. Es un grado bajo y necesito rendir muy bien con mejores calificaciones. Es mi segunda carrera, y a diferencia de la primera a la que fui, ¡esta universidad es privada! El ocho señala que soy estúpida.

El análisis funcional mostró que, a raíz de la calificación recibida, un indicador de bajo rendimiento, la cliente tuvo una ideación suicida e intentó sobredosis. Para el terapeuta, esta evaluación funcional del comportamiento abre algunas posibilidades de análisis e intervención. Comenzamos con el análisis y la intervención del consecuente evento señalado por el análisis de evaluación.

Terapeuta: Mencionaste que tenías que hacer lavado gástrico, ¿no? ¿Cómo fue eso?

Cliente: Doctor, justo en urgencia, el médico o enfermero de guardia me puso la sonda sin ningún tipo de cuidado. No sé si deberían haberme anestesiado. Mi psiquiatra incluso pidió que tengan cuidado, pero no hubo caso. Parece que los que están en las guardias en el hospital no quieren atender los casos de suicidio.

Terapeuta: ¿Te inyectaron carbón?

Cliente: Ya sabes, te inyectan el suero varías veces y también ese carbón.. Es horrible, es muy nauseabundo. Hasta ahora me duele la garganta.

Terapeuta: ¿Cómo reaccionó tu cuerpo ante la sobredosis? Vi que estás temblando mucho hoy, y por lo general no recuerdo que tuvieras ese tipo de reacción a los medicamentos que estabas tomando.

Cliente. Sí, el lavado no hizo milagros. Un poco de la medicina fue absorbida en mi cuerpo. Por esto estoy avergonzada, sé que no puedo dejar de temblar, y estoy un poco enrojecida. Esto ha atraído más atención de la gente en la universidad y en el trabajo.

Terapeuta: Ahora, Denise, me gustaría saber qué le pasó a tu abuela. ¿También fue hospitalizada?

Cliente: Se puso muy nerviosa, y su presión subió. Mi madre la acompañó y no pudo venir conmigo. Ahora está bien, pero el shock era demasiado grande. Sigue siendo. En casa la encuentro llorando en las esquinas, por mi culpa, porque traté de suicidarme. Mi mamá también está triste. Para mí es difícil ver a mi abuela así, porque es vieja y tiene una salud frágil. Si ella muere por eso, no creo que pueda soportarlo. La amo, y ella es la única razón por la que estoy viva.

El terapeuta trató de hacer que el cliente describiera algunas consecuencias producidas por el intento de sobredosis. Con este objetivo, alentó el informe detallado de la experiencia con la experiencia aversiva, desde la intervención médica del lavado gástrico y el efecto del medicamento ingerido, evolucionando hasta la relación con la abuela y la madre. Las preguntas se presentaron estratégicamente para enriquecer la descripción de la experiencia. La idea era tratar de cambiar la función de estímulo "sobredosis", por lo que este evento comenzó a ejercer una marcada función aversiva, tal vez y puede tener el efecto de frenar un próximo intento.

Otra intervención basada en el segundo elemento de análisis funcional fue realizada por el terapeuta, a saber, en el repertorio de respuestas a la crisis del cliente. El recorte describe cómo el terapeuta llevó a cabo la intervención.

Terapeuta: Me dijiste que justo después de ingerir todos los medicamentos, llamaste a tu amigo. ¿Qué te llevó a hacer eso?

Cliente: Pensé que podría ayudarme. Antes de que me dieran el alta en el hospital, en realidad, otros amigos de mi clase vinieron a visitarme.

Terapeuta: ¿Quiénes son?

Cliente: Luciana, Giovana y Pri.

Terapeuta: ¿Sabían de tus problemas antes? Recuerdo que mencionaste a Luciana, pero no a los otros dos amigos.

Cliente: Sí, lo sabían. Tenemos una buena amistad. Siempre se preocupan por mí. Preguntan cómo estoy. Me gustan mucho.

Terapeuta: ¿Crees que podrías haber recurrido a ellos antes de intentar una sobredosis, ya que tienen una buena relación entre ustedes?

Cliente: Si hubiera enviado un mensaje, ellos habrían respondido.

Terapeuta: ¿Y quién es más rápido para una respuesta a una llamada de socorro?

Cliente: Todos lo son. Tal vez Priscilla tome más tiempo. Siempre toma un tiempo para responder en la aplicación.

Terapeuta: ¿Habría tenido más éxito una llamada de voz?

Cliente: Es posible. Creo que, después de todo, serán más sensibles a mi llamada de socorro.

Terapeuta: ¿Y anticipas algún obstáculo si eso sucede?

Cliente: Pri y Giovana viven lejos. Pero Luciana vive cerca, y todavía no trabaja. Mejor que la ponga como primera opción.

Terapeuta: También recuerdo que me dijiste que, en la inminencia de un intento de suicidio, pediste para ser hospitalizada. ¿Cómo sería para ti hacer eso? ¿Crees que podría ser una buena alternativa?

Cliente: Sí, lo sería. Sólo tengo que pedirle a mi mamá que me lleve al hospital. Me siento protegido con ella. Yo puedo hacer eso.

El análisis basado en el consecuente tenía como objetivo tratar de detener un próximo intento de sobredosis. La intervención basada en el repertorio de gestión de crisis utiliza los socorros de emergencia para buscar ayuda, respuesta rápida y prevención ante obstáculos y soluciones posibles.

Por último, la intervención adoptada sobre la base del antecedente, generalmente más largo, requiere más sesiones. En esta dirección, el terapeuta también inició la intervención basada en los antecedentes identificados por el análisis funcional inicial. La alta sensibilidad a la nota 8 no se abordó desde la perspectiva de la exageración del pensamiento o la distorsión de la interpretación de la realidad. De hecho, es posible que incluso sea contraproducente entrar con cualquier intervención de rebatimiento de pensamiento, con diálogo socrático. Alternativamente, el terapeuta optó por intervenir para cambiar la relación funcional que el cliente había estado estableciendo con una nota 8. El siguiente recorte ilustra esta interacción.

Terapeuta: El intento de suicidio ocurrió a partir de la nota 8, ¿no? ¿En qué materia te fue mal? ¿En Psicología Social práctica o teórica?

Cliente: En la parte teórica. Leí esos autores que profesor nos dio, pero no puedo entender a Piaget, ni a ninguno de esos otros autores soviéticos. No lo sé, no veo ninguna relevancia para eso.

Terapeuta: Cuando decidiste migrar de área y optaste por psicología, ¿qué querías? ¿Cuál era tu sueño en ese momento?

Cliente: Fui al curso para aprender más sobre psicología científica. Y no veo ninguna ciencia en todo ese discurso de la psicología social. Soy límite, y debido a mi enfermedad, y la depresión que también tengo, siempre me ha interesado entender los tratamientos que funcionan. Conocía ya antes de la facultad, la terapia dialéctica. La TCC también conocí. Todavía no lo sé muy bien, pero quería tener un centro donde trabajar con TCC, donde en el futuro podría ayudar a las personas que tienen el mismo problema que yo.

Terapeuta: ¿Cómo contribuye eficazmente esta disciplina de la psicología social a lograr este objetivo?

Cliente: Nada.

Terapeuta: ¿Qué pasa con la parte práctica? ¿Te ayuda a responder a esa pregunta?

Cliente: No lo sé. Estoy haciendo la pasantía obligatoria del asunto en una institución de la ciudad. Pero, es en psicología institucional sobre la base "social". De todos modos, sólo estamos discutiendo problemas sociales, pero, doctor, ¡Uno no tiene que ser un psicólogo para hacer eso!

Terapeuta: Así que lo que me estás diciendo, en resumen, es que las disciplinas de La Psicología Social, teóricas y prácticas, no te ayudan en nada, a ser la psicóloga que sueñas ser.

Cliente: No, no veo dónde.

Terapeuta: Tengo una propuesta. Como sabes, yo también tengo una vida académica, no sólo trabajo con la clínica. Y como ya he enseñado cursos de psicología de pregrado y posgrado, conozco el currículo y podría pensar contigo, a partir de esta demanda, qué asignaturas podrían ponerte en la dirección de tu plan. ¿Qué piensa de llevar el plan de estudios de tu curso para que podamos analizar juntos, y así identificar algunas materias que realmente merecen su dedicación?

Cliente: Imprimiré desde la página web y traeré la próxima sesión.

En esta intervención, el terapeuta tenía como objetivo cambiar la función de estímulo la nota de la prueba, re direccionando los comportamientos de dedicación del cliente a disciplinas más relevantes, y de acuerdo con algunos valores académicos descritos por la cliente. El objetivo sería enseñar prioridades a la cliente, desde el análisis del currículo, haciendo que ella sea menos sensible al desempeño obtenido en disciplinas evaluadas como secundarias.

En resumen, la intervención basada en un análisis funcional previo de la evaluación de la ideación y el intento de suicidio permite al terapeuta intervenir sobre la base del evento antecedente, el repertorio de respuesta a la crisis y el consecuente descrito. La cuidadosa decisión clínica del orden de ejecución de las intervenciones dependerá del terapeuta. Independientemente de cuál de las intervenciones pueda ser la más útil dentro de una circunstancia específica de la crisis, lo importante es promover el cambio de la relación funcional entre los eventos identificados. El objetivo será entonces diversificar las posibilidades de acción del cliente en crisis.

USO DEL PLAN GENERAL DE CRISIS (PGC-IACC)

El PGC-IACC (Anexo 1) puede completarse a lo largo de las sesiones, especialmente con clientes que han indicado peligro o antecedentes de intento de suicidio. En ella, el cliente informará a los contactos del servicio de urgencias (por ejemplo, ambulancias y clínicas para pacientes hospitalizados) y el número de teléfono del servicio de crisis del seguro de salud. También informará sobre el contacto de familiares y/o amigos que puedan proporcionar ayuda rápida.

El PGC-IACC también accede a datos sobre las situaciones desencadenantes comunes para ideas e intentos suicidas (por ejemplo, amenazas de fin de relación amorosa), los comportamientos que el cliente tiene cuando está en crisis y los signos de que no puede manejarlo correctamente (por ejemplo, ingerir drogas o beber excesivamente después de la pelea con el novio). Las operaciones motivadoras que hacen al cliente más vulnerable están informadas (por ejemplo, seguidas de noches de insomnio, pasar mucho tiempo sin venir a terapia), además de las cosas que pueden hacer en respuesta a la crisis (por ejemplo, llamar a un amigo que estará fácilmente disponible para obtener ayuda).

Las respuestas más puntuales y, por lo tanto, potencialmente útiles serán las proporcionadas a partir del análisis funcional de episodios de crisis anteriores. Por lo tanto, insistimos en la necesidad de priorizar la obtención de información orientada funcionalmente.

Capítulo 14
Depresión e insomnio

El insomnio se caracteriza por la marcada dificultad de iniciar y/o mantener el sueño y el despertar temprano por la mañana (Ohayon, 2000; Vaughn & D'Cruz, 2005). Dentro de los criterios de DSM-5, el diagnóstico de insomnio implica quejas subjetivas sobre problemas para conciliar el sueño o permanecer dormido. Estas dificultades deben estar asociadas con malestares clínicamente significativos a lo largo del día y no deben explicarse mejor por otra condición médica (DSM-5; Asociación Americana de Psiquiatría, 2014). El National Institutes of Health (NIH, n. d.) recomendó que el término insomnio secundario fuera reemplazado por comórbido, a partir de la evidencia de que el insomnio contribuiría al mantenimiento del trastorno asociado y, por lo tanto, compone otro diagnóstico, de manera independiente (Harvey, 2001; Smith, Huang & Manber, 2005). Estas conclusiones también fueron valoradas por el DSM-5, que ya no establece la distinción entre insomnio primario y secundario. Hoy en día esta comprensión más amplia se encuentra en la Clasificación Internacional de Trastornos del Sueño bajo el diagnóstico de "Trastorno de Insomnio Crónico"(ICSD-3; American Academy of Sleep Medicine, 2014).

Algunos estudios muestran que el insomnio puede ser un criterio diagnóstico, un factor de riesgo, o puede ser un factor perpetuador de la depresión (Ng, 2015). Los clientes con tratamiento para la depresión y el insomnio, con antidepresivos y terapia conductual, obtienen mejores resultados en las escalas de depresión (Watanabe et al., 2011). Como primera opción de tratamiento, se presenta la integración de tratamientos conductuales para la depresión y el insomnio. La American Academy of Sleep Medicine recomienda las dos terapias como tratamiento de primera línea para personas con todas las formas de insomnio, incluyendo aquellas que actualmente usan fármacos hipnóticos (Sateia et al., 2017).

Con excepción del manual BA-IACC, presentado aquí, no hay propuestas actuales para la activación del comportamiento (BA) dirigidas al tratamiento del insomnio comórbido (Abreu & Abreu, 2017b). En BA, el tratamiento concomitante para la depresión y el insomnio fue primeramente planteado por Lewinsohn et al. (1976), sin embargo, lamentablemente, parece que no tuvo seguimiento por parte de los terapeutas del comportamiento.

El BA-IACC tiene el objetivo fundamental de abordar la depresión con sus principales características diagnósticas, y, por lo tanto, consideramos que descuidar el tratamiento adecuado del insomnio puede producir malos resultados clínicos. Contrariamente a lo que se creía en el pasado, el insomnio residual es común incluso después de un tratamiento exitoso de la depresión. Otro dato que subyace a nuestro enfoque señala que los trastornos residuales del insomnio, incluso después del tratamiento de la depresión, aumentan la probabilidad de un nuevo episodio depresivo mayor (Dombrovski et al., 2007).

Desde un punto de vista conductual, no entendemos la depresión y el insomnio como diagnósticos distintos, y por lo tanto disociados, como sugiere el concepto de comorbilidad médica. El rico fenómeno conductual implicado en el insomnio va mucho más allá de la concepción de un criterio diagnóstico, o incluso un diagnóstico integral, según las propuestas más modernas.

La privación del sueño altera las relaciones que la persona establece con su mundo, expandiendo o restringiendo las posibilidades de acción, dentro de las oportunidades que la vida individual de cada uno pueda permitir. Además de las complicaciones médicas, como el aumento de la presión y el metabolismo alterado, la falta de sueño altera la susceptibilidad a estímulos reforzadores y, por lo tanto, las contingencias de reforzamiento en su conjunto. Para la comprensión global de las interferencias producidas por la privación del sueño, por lo tanto, un análisis del comportamiento en contexto es esencial.

Más precisamente, la relación entre los problemas de comportamiento y el insomnio necesita resaltar la relación funcional entre los tres términos de las contingencias de reforzamiento, es decir, los antecedentes, los comportamientos y sus consecuencias.

En los antecedentes, es útil considerar el papel de las operaciones motivadoras, como la privación del sueño. Una operación motivadora se define como un evento antecedente que altera temporalmente el valor del reforzador, y además evocan comportamientos que históricamente produjeron dicho reforzador (Michael, 1982). La falta de sueño se ha identificado como una operación motivadora para el problema de comportamiento, especialmente el mantenido por refuerzo negativo (Langhorne, McGill & Oliver, 2013). La privación del sueño puede aumentar temporalmente el valor del reforzamiento para el escape de las demandas, haciendo que el problema de comportamiento, mantenido por el escape, sea de mayor probabilidad de ocurrencia. El aumento de la frecuencia de los comportamientos de evitación y escape interfiere, a su vez, en la tasa de respuestas contingentes al reforzamiento positivo (RCPR), un proceso que mantiene al cliente en depresión.

Como propuestas integradas para el tratamiento conductual del insomnio, adoptamos el diario del sueño, el entrenamiento en relajación progresiva (Jacobson, 1938), la terapia de control estimular (Bootzin, 1973) y la planificación de actividades de la agenda compatibles con nuevos patrones de sueño.

DIARIO DEL SUEÑO Y AGENDA DIARIA DE ACTIVIDADES

El diario del sueño consiste en llevar una agenda semanal (Anexo 2), que organiza la información sobre los patrones del sueño de lunes a domingo. En ella, el cliente debe responder preguntas como la hora en que se fue a la cama, el tiempo que durmió, el número de horas dormidas, las interrupciones, la hora en que despertó, las siestas diurnas, el uso de drogas lícitas e ilícitas. El diario también proporciona notas subjetivas sobre la calidad del sueño.

El diario es útil porque permite un seguimiento puntual de los parámetros de tiempo de sueño, como su duración, además de registrar la frecuencia de los episodios de sueño y sus interrupciones. Esta información se debe contextualizar siempre sobre la base de la comparación y el análisis funcional de la información aportada por la agenda diaria de las actividades de BA-IACC.

TÉCNICAS PROPUESTAS

La técnica de relajación recibió la clasificación de tratamiento bien establecido para el insomnio, según la División 12 de la Asociación Americana de Psicología (Relaxation Training for Insomnia, n.d.) El manual BA-IACC adopta la relajación progresiva clásica de Jacobson (1938) como un componente importante de las intervenciones.

La racionalidad de la relajación es, que la tensión muscular ocurre durante la ansiedad y que la relajación de los mismos grupos musculares ayuda a su bloqueo. El procedimiento consiste en aprender a monitorear la sensaciones que ocurren durante la tensión de los grupos musculares. Se anima al cliente a tensar un grupo muscular durante 5 a 10 segundos, para finalmente relajarlos. El terapeuta entonces dirige la atención del cliente al cambio de la relación tensión-relajación.

La tensión/relajación se lleva a cabo desde las manos, antebrazos y bíceps. Luego le sigue la frente y al cuero cabelludo. Después, boca y mandíbula, cuello, hombros, pecho, espalda y vientre. Siguiendo en las piernas, pantorrillas, pies derecho e izquierdo. El entrenamiento se lleva a cabo inicialmente en la sesión a través de un modelado postural presentado por el terapeuta, y además, del moldeado de los movimientos del cliente. Debido a que es una habilidad compleja a ser desarrollada por el cliente, requerirá entrenamiento periódico. El cliente debe repetir la relajación siempre antes de acostarse, registrando la actividad en el horario diario.

Otra intervención importante que adoptamos conjuntamente es el control estimular. Esta técnica también está clasificada como tratamiento bien establecido para en el insomnio, de acuerdo con la División 12 de la Asociación Americana de Psicología (Stimulus Control Therapy for Insomnia, n.d.) En el control estimular, algunas reglas se presentan y discuten con el cliente, como las siguientes:

- El cliente debe irse a la cama sólo cuando sienta sueño.
- Si se queda más de 20 minutos en la cama sin empezar a dormir, el cliente debe salir de la habitación.
- La cama solo debe usarse para dormir y tener relaciones sexuales.
- Durante el día las siestas están prohibidas porque interfieren con el ciclo de sueño/vigilia.
- Se debe acordar un horario fijo para despertar, que debe seguirse cuidadosamente.

Muchos de los procedimientos médicos de higiene del sueño se originaron en el procedimiento de control estimular, aunque, en esas explicaciones, no se hacen mención de los principios conductuales que subyacen a las prácticas.

Bootzin (1973) analizó funcionalmente los comportamientos involucrados en el sueño, indicando que el contexto puede tener una función antecedente para comportamientos incompatibles con el inicio del sueño. Muchos clientes deprimidos reportan rumiación y dificultades para iniciar el sueño cuando se esfuerzan por dormir, o cuando están atrapados por las preocupaciones diarias.

El funcionamiento de la técnica de control estimular también puede basarse en el comportamiento respondiente. Desde esta perspectiva, el contexto del cuarto obtendría la función de estímulo condicional aprendido, después de ser emparejado con los estímulos involucrados en el dormir. Este contexto provocaría los comportamientos de respuesta del cuerpo que facilitarían la aparición del sueño.

De ahí se desprende la importancia de indicar al cliente que deje de "dar vueltas en la cama" y la de salir de la habitación, o incluso evitar el uso del teléfono celular y / o trabajar en la cama. La habitación debe ser un ambiente restringido al sueño y al sexo, para evitar cualquier aprendizaje de respuestas que sean incompatibles con el sueño.

CASO PRÁCTICO

Considere a Pedro, un cliente de 23 años con depresión moderada, BDI-II 33, que en su historia había perdido a su padre y a su madre tempranamente, teniendo que tomar el negocio familiar y asumiendo la gestión financiera del patrimonio de su hermana menor. Al comienzo de la terapia, el cliente describió que tenía un pésimo sueño durante la semana, pero no identificó esto como algo que pudiera influir en su depresión. Su principal queja se mantuvo únicamente en la "depresión".

El trabajo con el cliente comenzó con la aplicación de la agenda diaria para identificar las regularidades comportamentales. Después de unas semanas de monitoreo, se identificaron siestas de largo día, que cumplían la función de evitación, en los momentos en que el cliente debía estar en el trabajo. El terapeuta también decidió implementar el diario del sueño para monitorear con mayor precisión las siestas, con el fin de entender mejor el patrón de sueño citado por el cliente.

Durante algunas semanas, Pedro llenó su agenda diaria y su diario de sueño. A partir de la comparación entre las dos agendas, fue posible identificar cuánto el patrón de sueño del cliente estaba interfiriendo en las actividades, contribuyendo a mantenerlo crónicamente deprimido.

Con la ayuda del horario de sueño, se encontró que, de jueves a domingo el cliente utilizaba una gran cantidad de bebida alcohólica, conciliando el sueño solo a la madrugada del día siguiente. Luego pasaba el resto del día dormido. La Tabla 10 presenta los datos del diario del sueño en la evaluación.

Tabla 10 Diario del sueño en la fase de evaluación

	Domingo	Lunes	Martes	Miércoles	Jueves	Viernes	Sábado
Hora en que te acuestas.	2:00	0:30	0:00	0:00	2:30	4:00	7:00
La hora en que te quedaste dormido	4:00	2:00	2:00	1:00	3:00	4:00	7:00
Horas dormidas	6	7:30	7	7:30	5	7	9
Interrupciones del sueño	2	1	0	0	0	2	1
Horas en las que te despertaste	10:00	9:30	9:00	8:30	8:30	11:00	16:00
¿Siestas?	Sí, 2 horas	No	No	No	No	No	Sí, 1 hora
Calidad del sueño	4	5	7	7	6	5	0
Alcohol/ medicina	2 cervezas	No	No	No	Bar	Fiesta	Fiesta

De lunes a viernes, Pedro no podía dormir temprano, debido al patrón de sueño desorganizado del fin de semana extendido. En consecuencia, tenía grandes dificultades para despertarse temprano. Terminaba despertándose cansado e, incómodo con la mala noche, llegaba tarde a la empresa, produciendo muy poco. En esas ocasiones, cerraba la puerta de la oficina y se distraía con el celular. Los lunes, ni siquiera iba a trabajar. Luego aprovechaba la oportunidad para tomar siestas por la tarde.

El patrón de Pedro también comprometió el tiempo de convivencia que dedicaba a su hermana, dejándola sola, según el relato del cliente. Las ausencias en la empresa comprometieron la administración de la vida financiera, ya que finalmente terminó delegando a los empleados el manejo de los negocios de su familia. La Tabla 11 presenta la agenda diaria de evaluación.

Tabla 11 Actividades desarrolladas por el cliente durante la fase de evaluación

	Domingo	Lunes	Martes	Miércoles	Jueves	Viernes	Sábado
Mañana	Dormí	Me desperté tarde y no fui a trabajar D3 P2	Me desperté temprano y me fui a trabajar D4 P3	Me desperté temprano y me fui a trabajar D4 P2	Me desperté temprano y me fui a trabajar D4 P2	Me desperté tarde	Dormí
Tarde	Dormí, desperté cansado	Me quedé en casa descansando D0 P1	Trabajé, gimnasio D2 P2	Trabajo y terapia D3 P3	Trabajo y fisioterapia D2 P3	Trabajé muy poco D2 P1	Resaca y barbacoa
Noche	Partido y pizza D4 P4	Fútbol y videojuegos D5 P5	Terminé mi relación de pareja D5 P0		Bar y juego D2 P2	Fiesta	Fiesta

Después de unas semanas de evaluación, bajo el escrutinio de las agendas, fue posible planificar y organizar los patrones de sueño normales, centrándose en las respuestas de "dormir hasta tarde" y tomar siestas diurnas. Con la ayuda del acrónimo GEE, se identificaron las evitaciones de las actividades de la empresa, como el que ocurría los lunes. Tenía una reunión de trabajo regular los lunes con su equipo, y eso era bastante aversivo para él. Los fines de semana terminaba involucrándose con fiestas y barbacoas, sin tener tiempo para el contacto con su hermana. Pedro se había estado sintiendo incompetente en la gestión de las finanzas de la familia, y le producía temor sobre el futuro de su hermana menor, bajo su responsabilidad financiera. Esta fue una queja notable del cliente, pues no se sentía suficientemente maduro para la protección afectiva y financiera de la hermana. El patrón de sueño de los fines de semana, más las exageraciones con alcohol, hicieron que Pedro no pudiera ver a su hermana, luego, habitualmente esto generaba en él sentimientos de culpa. La hermana, informó, era el único miembro de la familia con el que tenía una conexión afectiva.

Como gestión de contingencias basadas en las agendas, se definieron (1) algunas actividades competidoras con las ausencias del trabajo, (2) horarios fijos para dormir y despertar (según lo prescrito por el control estimular), (3) actividades físicas para la promoción de la salud (demanda colocada por el cliente) y (4) el horario diario para el ejercicio de relajación. La Tabla 12 presenta el plan para gestionar las contingencias de los comportamientos del sueño.

Tabla 12 Actividades como la gestión de contingencias

	Domingo Lunes Martes Miércoles Jueves Viernes Sábado
Mañana	Establecidos los horarios regulares para ir a la cama y despertar Establecida una rutina junto a la hermana menor Desarrollo rutinario de ejercicios físicos
Tarde	Programación de actividades en la empresa, como las reuniones
Noche	Ritual de higiene del sueño nocturno para el "apagado" gradual Horario rutinario para el entrenamiento de relajación progresiva

Las actividades planificadas se organizaron en el horario diario del cliente. Los objetivos finales de las intervenciones enumeradas fueron: regular los hábitos de sueño, reconocer las evitaciones pasivas, promover el empoderamiento profesional a partir de la participación activa en la empresa y también aumentar la convivencia con la hermana menor.

Por la mañana el cliente comenzó a despertarse temprano para desayunar y llevar a la hermana a la escuela. A partir de ahí se dirigía directamente al gimnasio. En el trabajo programó las reuniones por la tarde para que, bajo compromiso, pudiera mejorar su puntualidad. Otro cambio fue implementado estratégicamente por el cliente en el entorno de la oficina. Cambió su oficina para que fuera visible a los empleados, porque con eso, se sentiría avergonzado si estuviese distraído mucho tiempo con el teléfono.

En consonancia con la propuesta BA-IACC, las actividades orientadas al trabajo con patrones de sueño son, a nuestro entender, esenciales para el aumento de la RCPR.

Capítulo 15
Equipos de consultoría en BA-IACC

La práctica de la psicología basada en la evidencia (PBE) es un proceso clínico de toma de decisiones basado en la integración de la mejor evidencia disponible, sumada a la experiencia clínica en el contexto de las características, cultura y preferencias del cliente (American Psychological Association, 2006). De particular interés, las variables del terapeuta también deben ser consideradas para la conducción adecuada de activación conductual (BA) con clientes deprimidos.

Debido a que se trata de casos difíciles, y de gran prevalencia entre la población, es cada vez más común el estrés producido en los profesionales en la conducción del tratamiento con estos clientes. Esto se debe a que el progreso es a menudo "homeopático", el terapeuta encuentra una postura reticente de desánimo, falta de esperanza, múltiples quejas en forma de rumiaciones, y tener que enfrentar frontalmente el riesgo repetido de suicidio. Para todos estos factores, la conducción de BA se ha reportado como extremadamente desafiante, especialmente con los clientes con depresión moderada a severa. Aunque BA tiene un fuerte apoyo de investigación en el tratamiento de la depresión, necesitará sobre todo la experiencia técnica de la persona del terapeuta para su aplicación. Por lo tanto, necesitamos un terapeuta con excelente formación y que esté en la mejor de sus facultades emocionales para este cuidadoso ejercicio técnico.

Se formuló una consultoría en equipo para llenar este vacío, para proporcionar apoyo al profesional de salud mental. Es un componente de algunos sistemas de psicoterapia, estando más asociado con la terapia dialéctica conductual (DBT) dentro del universo de terapias conductuales (Linehan, 1993). Idealmente creado para el debate conjunto de los profesionales que formaron equipos de atención, hoy en día la consultoría puede suceder entre profesionales de diferentes centros, o incluso ciudades y países. El único requisito previo es que los profesionales miembros estén atendiendo al menos a un cliente deprimido, con BA-IACC.

El trabajo de consultoría tiene las funciones de monitorear la adherencia de los terapeutas al manual BA-IACC, el progreso del cliente y evaluar los problemas que surgen en el tratamiento, aumentar y mantener la motivación de las resoluciones de problemas del terapeuta que interfieren en la aplicación de BA-IACC. Veremos cada una de estas funciones a continuación.

MONITOREAR LA ADHERENCIA DE LOS TERAPEUTAS AL MANUAL DE BA-IACC

Lo más fundamental para la correcta aplicación de BA-IACC es, sin duda, el compromiso con la concepción funcional de la depresión. La comprensión de esta concepción implica, además de la caracterización de comportamientos depresivos, el dominio de los procesos responsables de reducir la tasa de respuestas contingentes al reforzamiento positivo (RCPR) (por ejemplo, contextos de control aversivo). También hacemos hincapié en la necesidad de un diálogo transversal con el diagnóstico diferencial psicopatológico. La psicofarmacología aplicada también debe guiarse dentro de esta concepción.

En la aplicación, debe priorizarse el uso básico de la agenda diaria de actividades con escalas de dominio y placer, siempre bajo el escrutinio del análisis funcional de comportamientos guiados por las siglas GEE y GEA. Además, la intervención dentro del manual BA-IACC puede implicar la necesidad de integración con intervenciones orientadas a FAP y/o a ACT, de acuerdo con las adaptaciones propuestas en el manual. También es esencial investigar y controlar los patrones de sueño del cliente, ya que, en el manual, los problemas de insomnio se abordan con la misma calidad que otros problemas de comportamiento en la depresión.

MONITOREAR EL PROGRESO DEL CLIENTE Y EVALUAR LOS PROBLEMAS QUE SURGEN DURANTE EL TRATAMIENTO

La BA-IACC clínica es una práctica basada en mediciones continuas del cliente. Hacer un buen BA-IACC es, sobre todo, tener evidencia de que el cliente está en una curva ascendente de mejora. Se presentaron varias escalas para la supervisión puntual de los cambios de comportamiento. Estos son: la Agenda Diaria de Actividades, el Inventario de Depresión Beck-II, la Escala de Observación de Recompensa desde el Entorno, la Escala de Activación Conductual para la Depresión y el Índice de Probabilidad de Recompensa.

Junto con el análisis funcional de los procesos responsables del RCPR, las escalas ayudan a identificar cualquier estancamiento del progreso clínico que pueda ocurrir debido a alguna variable del tratamiento, ya sea en el proceso de evaluación técnica o intervención.

La consultoría en equipo contiene espacio para la interacción clínica entre los profesionales que componen el equipo. Para esto, el soporte del mismo nivel debe basarse en toda la información del caso. Entendemos que muchos de los problemas del cliente pueden ser, hasta cierto punto, fáciles de manejar a través de un análisis rápido y una discusión entre el equipo.

Hacemos hincapié en que la agenda de intervisión no sustituye a la supervisión clínica en problemas de mayor complejidad. Esto es para confirmar la necesidad, en caso esencial, del seguimiento de un profesional con mayor experiencia.

AUMENTAR O MANTENER LA MOTIVACIÓN, A PARTIR DE LA RESOLUCION DE LOS PROBLEMAS DE COMPORTAMIENTO DEL TERAPEUTA QUE INTERFIEREN CON LA APLICACIÓN DE BA

La resolución de los problemas de comportamiento del terapeuta que interfieren con la terapia es fundamental para preservar la alianza terapéutica. Sin la alianza es muy difícil lograr un resultado positivo de los casos.

A veces, el terapeuta puede, debido a las frustraciones con el progreso del caso, presentar comportamientos problemáticos en la conducción de la sesión. Puede, por ejemplo, reforzar los mandos disfrazados[12] informes de progreso encubiertos del cliente, incluso en ausencia de progreso real fuera de la sesión. Los clientes deprimidos bajo privación de atención social pueden ser especialmente sensibles al refuerzo arbitrario del terapeuta. Un análisis funcional realizado por el equipo de consultoría podría identificar rápidamente el uso de refuerzos arbitrarios, ya sea como consecuencia de algún déficit en habilidades o incluso por el efecto de cierta ansiedad que interfiere con la conducción del tratamiento. A continuación, el equipo tendría la oportunidad de enumerar las posibilidades de nuevas conductas con el objetivo de que este terapeuta pueda reanudar el manejo adecuado de las sesiones.

La racionalidad que subyace a esta práctica es que el comportamiento del terapeuta estará sujeto a los mismos principios que explican el comportamiento del cliente. Y desde la perspectiva del análisis funcional es posible que el terapeuta cambie su comportamiento en la conducción de la sesión, desde el soporte técnico funcional proporcionado por el equipo de consultoría.

La identificación de errores o limitaciones hace parte invariable de la competencia del profesional. Los profesionales de la salud utilizan su propio comportamiento como herramienta para el trabajo diario. Y se les exige dentro de su responsabilidad, socialmente y dentro del ámbito jurídico. Como conse-

---

12 Los discursos de los hablantes tomados como órdenes, comandos o pedidos, serían mandos que especifican un reforzador que será mediado por el comportamiento del oyente. El mando es, por lo tanto, un tipo de operante verbal caracterizado por la relación única entre la forma de la respuesta y el reforzamiento característico mediado por el oyente. Los mandos disfrazados son respuestas verbales que tienen topografía de tacto, pero que están bajo el control de reforzadores específicos presentados por el oyente (Skinner, 1957/1992).

cuencia, pueden ser sensibles a las críticas hechas por otros profesionales de la salud, incluso aquellos que componen el equipo.

Basándonos en este hallazgo, fomentamos una postura de vulnerabilidad y honestidad clínica de todos los miembros del equipo durante la reunión. Si es cierto que la vulnerabilidad es un requisito previo para un auténtico encuentro terapéutico entre cliente y terapeuta, también es cierto la necesidad de esta misma postura entre los miembros profesionales del equipo de consultoría. Es seguro que, en la consultoría, exista un esfuerzo continuo para abrirse al cambio. Asumimos que si alguien en el equipo pide ayuda, ese profesional debe estar dispuesto a aceptar esa ayuda.

La motivación para participar en la terapia es un producto de la conducción exitosa de BA-IACC. A menudo el avance sólo ocurre desde el soporte técnico proporcionado por el equipo. Un terapeuta naturalmente estructurado ofrecerá una atención de mejor calidad, con datos tangibles de mejora del cliente.

FORMATO GENERAL

En general, la consultoría del equipo requiere una hora y media de reunión. Comienza con una sinopsis rápida de los temas tratados en la reunión anterior. A continuación, evoluciona hacia la formulación del orden del día, en el que cada miembro trae los temas de interés. Después de organizar los temas de la agenda, es recomendable clasificarlos como "variables del terapeuta" y "variables del cliente".

Las variables del terapeuta, como sus problemas de comportamiento en la sesión, siempre son lo primero. Aquí se analizarán las limitaciones, errores y dificultades en la realización de casos. Priorizamos las variables del terapeuta, porque muchas de las dificultades atribuidas al cliente pueden ser evitaciones del terapeuta para enfrentar sus propias conducciones inadecuadas en la sesión.

Las variables del cliente se tratan en el tema siguiente. En este punto, la intervisión tiene su propio lugar, donde los miembros deben enumerar los problemas técnicos presentados en la realización de la evaluación y la intervención.

La consultoría concluye con un breve resumen comentado de lo que se manejó en la reunión.

FUNCIONES DE LOS MIEMBROS EN CONSULTORÍA

En general, es necesario nombrar a un miembro para que sea el líder en la conducción de la reunión de consultoría, que organiza y da voz a los demás miembros. También es su función mediar en los conflictos que puedan ocurrir durante la reunión.

El otro papel clave es la secretaría. El secretario del equipo debe recordar la sinopsis de la reunión anterior, preparar la nueva agenda del día, anotar las discusiones y direcciones y soluciones dadas por el equipo.

Los miembros del equipo pueden intercambiar sus roles con los demás del grupo en cada nueva reunión.

Capítulo 16

¿Por qué un manual de activación conductual de cuarta generación?

Exceptuando a la activación conductual (BA), que fue creada en la década de 1960, las terapias contextuales conductuales se formularon en los Estados Unidos en la década de 1980, dentro de un escenario político y económico que favoreció la promoción de la investigación y el consumo de prácticas de salud basadas en la evidencia. Los seguros médicos norteamericanos contribuyeron significativamente a este movimiento, porque comenzaron a financiar sólo aquellos tratamientos con un fuerte sustento en la eficacia. Por lo tanto, los tratamientos con psicofármacos han crecido en importancia debido a su velocidad y eficacia relativa en algunos trastornos. Estos seguros, llamados *Managed Care*, eran planes con paquetes prepagos, con un conjunto de servicios que podían ser seleccionados por el consumidor interesado.

Para lograr la validación empírica en el abarrotado mercado de la salud norteamericana, la psicología clínica tuvo que adaptarse a la metodología utilizada en la medicina para investigar la eficacia de los psicofármacos. Por lo tanto, los ensayos clínicos aleatorizados (ECA) también se convirtieron en el método de investigación de resultados de los sistemas de tratamiento psicosocial (Neno, 2005). Demostrar la eficacia para los más diversos trastornos se ha convertido en un reto para las psicoterapias, interesadas en obtener la validación social, con la consiguiente cooptación de recursos para la investigación y una mejor colocación en el mercado.

Al priorizar la acreditación de tratamientos basados en evidencia, las compañías de seguros segregaron algunas modalidades de psicoterapia que no tenían una tradición empírica en los datos de investigación. Los tratamientos a largo plazo, y sin evidencia de eficacia, fueron desacreditados por la red.

Este movimiento tuvo como consecuencia la creación de la División 12 de la Asociación Americana de Psicología, llamada Society for Clinical Psychology. El objetivo fundamental de la creación de esta división es la de promover la expansión y supervivencia de las psicoterapias en el restrictivo mercado de los seguros de salud. Hoy la División 12 tiene la misión de representar al campo de la psicología clínica a través del estímulo y el apoyo en la integración de la ciencia de la psicología clínica con prácticas en la educación, investigación, aplicación, leyes y políticas públicas, analizando la importancia de la diversidad.

LAS CLASES PROBLEMÁTICAS ESPECÍFICAS PRODUCEN UNA FALTA DE ESPECIFICIDAD CLÍNICA: ¿CÓMO OCURRIRÍAN ASÍ, LA EVALUACIÓN Y LA INTERVENCIÓN FUNCIONALMENTE ORIENTADAS ?

Las terapias conductuales de tercera generación no han pasado ilesas a la presión de los seguros médicos. Para lograr algún nicho de trabajo propio, tendrían que dirigir su alcance de acción. Fueron entonces formulados para el tratamiento de clases problemáticas específicas, en medio de un escenario ampliamente familiar para las terapias de orientación cognitivo-conductual (Neno, 2005). Las clases problemáticas se basaron en lecturas funcionalmente orientadas de algunos diagnósticos psiquiátricos, como el trastorno límite de la personalidad (TLP) y la depresión, o problemas de conducta considerados como transdiagnósticos (comunes a más de un trastorno), ejemplo, las evitaciones experienciales y los problemas de relación interpersonales.

La clase problemática elegida por la terapia de aceptación y compromiso (ACT) fue la evitación experiencial de los clientes. Según ACT, ésta implica comportamientos que tienen como función la de escapar o evitar pensamientos, imágenes, recuerdos, sentimientos y sensaciones encubiertas aversivas. ACT puso gran énfasis en el papel desempeñado por el lenguaje y la cognición en el sufrimiento humano (Hayes et al., 1999). El modelo hace hincapié en los intentos del individuo de controlar los eventos encubiertos aversivos como el principal responsable de los trastornos. Por lo tanto, una agenda rígida de control de estas experiencias contribuiría al desarrollo de un repertorio psicológico inflexible.

La psicoterapia analítica funcional (FAP) eligió el repertorio interpersonal inadecuado como clase problemática. Dentro de esta perspectiva, el cliente presentaría, en sesión, comportamientos problema funcionalmente equivalentes a los comportamientos de la vida social cotidiana (Kohlenberg & Tsai, 1991). Así, casos como la falta de comportamientos clínicamente vulnerables en sesión mantendrían la equivalencia funcional con un estilo más reservado presentado por el cliente en otras relaciones de su esfera de convivencia.

La clase problemática en la terapia dialéctica conductual (DBT) fue el déficit de habilidades en clientes límites con problemas de desregulación emocional y experiencias en su *self* (Linehan, 1993). DBT puso gran énfasis en las intervenciones en crisis suicidas y comportamientos autolesivos sin intencionalidad de suicidio.

Por último, BA se centró en las evitaciones pasivas debido a su interferencia en la tasa de respuestas contingentes al reforzamiento positivo (RCPR). Las evitaciones pasivas contribuirían a la cronicidad de las condiciones depresivas (Martell et al., 2001).

Desde su creación, ha habido un gran esfuerzo para ampliar la aplicación de estas terapias a otras clases problemáticas para las que no fueron formuladas originalmente. ACT se ha aplicado a más de veinte tipos de problemas, tales como psicosis, tricotilomanía, estrés, trastorno límite, pérdida de peso, abuso de sustancias, ansiedad social, trastorno de pánico, depresión, tabaquismo, cáncer, diabetes, agresión, trastorno obsesivo-compulsivo, sólo por nombrar algunos (Hayes et al., 2006). DBT fue probado en dependencia química (Dimeff & Linehan, 2008), en trastornos alimenticios (Bankoff et al., 2012), en el trastorno bipolar (Van Dijk, Jeffrey& Katz, 2013) y en el trastorno de estrés postraumático (Bohus et al., 2013). FAP se aplicó a la depresión (Ferro, López & Valero, 2012; Ferro, Valero & Vives, 2000; Kohlenberg & Tsai, 1994; López, Ferro & Valero, 2010; Sousa, 2003), TLP (Kohlenberg & Tsai, 2000) y otros trastornos de personalidad (Callaghan, Summers & Weidman, 2003; Manduchi & Shoendorff, 2012;), al trastorno de estrés postraumático (Kohlenberg & Tsai,1998b), dolor crónico, (Vandenberghe, Cross & Iron, 2003; Vandenberghe & Iron, 2005; Vandenberghe, Ferro & Cruz, 2003), problemas sexuales (Vandenberghe, Nasser & Silva, 2010) y el trastorno oposicionista desafiante (Vandenberghe & Basso, 2004). BA se ha aplicado a problemas de ansiedad generalizada (Hopko, Robertson & Lejuez, 2006), al trastorno de estrés postraumático (Jakupcak et al., 2006.), a los síntomas negativos de la esquizofrenia (Mairs et al., 2011) y, por supuesto, la depresión.

Abreu e Abreu (2017a) sugieren algunos problemas en este tipo de agenda de investigación dirigidas a la expansión unidisciplinaria del alcance de la acción. En primer lugar, la falta de replicación debe fomentar la parsimonia en la aplicación de estas terapias a nuevos trastornos. Cabe destacar que muchas de las investigaciones realizadas ni siquiera adoptaron el riguroso escrutinio metodológico de un diseño de ECA. En segundo lugar, incluso con resultados positivos de eficacia, seguirían estando a la espera de publicaciónes de revisiones sistemáticas de los metaanálisis, ya que éstos serían, en fin, el juicio de calidad de los delineamientos y el control experimental de las variables manipuladas en los ECA. Por último, dado que se trata de terapias orientadas funcionalmente, una adaptación apresurada a un nuevo diagnóstico, o *cluster* de problemas de comportamiento, puede colisionar frontalmente con la perspectiva analítica-conductual, lo que conduce al tecnicismo en las aplicaciones de estas intervenciones.

BA-IACC Y LA CUARTA GENERACIÓN DE TERAPIAS CONDUCTUALES

La cuarta generación de terapias conductuales tiene como principal directriz la de acercar estos sistemas a los repertorios idiográficos de los clientes, de forma diferente a lo que se viene produciendo en la expansión unididisciplinaria de la tercera generación (Abreu & Abreu, 2017a).

Abreu e Abreu (2017a) proponen como criterio fundamental para el ejercicio de una terapia de cuarta generación la formulación de la concepción funcional inicial del caso, que es anterior a la designación de cualquier sistema de psicoterapia. Con esto, el mayor énfasis se daría a los repertorios del cliente en contexto, y ya no a los trastornos o clases de problemas (Callaghan & Darrow, 2015).

Otra solución sugerida por los autores sería la integración estratégica de las terapias conductuales, o sus componentes, para aproximar las intervenciones de las características únicas de los problemas de comportamiento presentados por los clientes.

El BA-IACC contempla estos criterios de una cuarta generación de terapias conductuales, porque prioriza la realización de la concepción funcional inicial del caso y una integración coherente y, por qué no, flexible con terapias contextuales conductuales (como se describe en la integración de FAP y ACT en los capítulos 9 y 10).

Hoy, sumando a estos dos, también está la realización del diagnóstico nosológico diferencial. Puede causar cierta extrañeza en los medios conductuales, pero la pregunta encaja más bien en un debate lúcido y profundo.

La BA es una terapia que se ha formulado para el tratamiento de una psicopatología, la depresión. Cuando el terapeuta recibe a un cliente en depresión bipolar, creyendo que es una depresión unipolar, puede incurrir en evaluaciones e intervenciones erróneas. Esto se debe a que las intervenciones conductuales se limitarán enormemente al diagnóstico inexacto. El trastorno bipolar no es la suma de fases de manía y depresión, sino más bien un fenómeno complejo, que implica un continuo problema de humor. ¡Aún con medicamentos, que son realmente eficaces! Por regla general, los medicamentos que deben prescribirse como monoterapia en la depresión bipolar no son antidepresivos clásicos, sino más bien de otra familia, los estabilizadores del estado de ánimo. La prescripción de antidepresivos, como los inhibidores selectivos de la recaptación de serotonina, incluso cuando es necesario en episodios de depresión bipolar grave, puede conducir al ciclaje, a las fases de manía o hipomanía (Grunze et al., 2010). Esto sugiere bases biológicas distintas y, por lo tanto, relaciones conductuales igualmente únicas.

Desde el punto de vista de la adaptación de BA que se aplicará, las intervenciones durante las fases de manía o hipomanía serán diametralmente diferentes de las normalmente enumeradas en la depresión unipolar. El control de las conductas impulsivas, por ejemplo, tendrá que añadirse al arsenal terapéutico en el tratamiento de la manía. Afirmar esto es reafirmar la importancia única del diagnóstico diferencial para cumplir también con el carácter idiográfico de los problemas presentados. Lo mejor, como sugerimos en el capítulo sobre la concepción inicial del caso (Capítulo 3), es la intervención conjunta de psicofarmacología y BA-IACC.

Capítulo 17

Activación conductual BA-IACC en tiempos de Covid-19: atención clínica en contextos remotos

Este capítulo pretende presentar una adaptación del manual BA-IACC para aplicación remota, de acuerdo a las recomendaciones de buenas prácticas en telepsicología y telemedicina. Se discuten los obstáculos y las potencialidades de la atención remota, además de los desafíos en la adaptación de BA para su aplicación a través de tecnologías de la información y la comunicación (TICs).

Tal vez el desafío principal es el hecho de que, en comparación con la atención presencial, el cliente que sigue BA *online* naturalmente pierde la oportunidad de desarrollar algunos comportamientos de afrontamientos involucrados en el proceso de terapia, como el compromiso semanal de trasladarse a la clínica, o la interacción dinámica requerida frente a las personas y al terapeuta. Estos comportamientos constituyen verdaderos desafíos, fundamentales para el desarrollo de un nuevo repertorio.

La aplicación remota de BA-IACC, sin embargo, se justifica con poblaciones que viven en lugares geográficamente distantes, donde el acceso a servicios y profesionales de la salud capacitados es más escaso, o con poblaciones vulnerables en tiempos de emergencia de crisis, como en las pandemias y en los desastres naturales.

Analizaremos el caso de la enfermedad de Covid-19, causada por el síndrome respiratorio coronavirus agudo 2 (SARS-CoV-2) y transmitida a través del contacto cercano entre personas (He, Deng & Li, 2020). El objetivo de este análisis será ayudar en la caracterización de la atención de clientes deprimidos, y no infectados, a través de BA-IACC remota, además de presentar orientaciones útiles a los terapeutas involucrados en el cuidado de la población en cuarentena.

EFECTOS DE LA EPIDEMIA DE COVID-19: UN PROBLEMA DE SALUD MUNDIAL QUE AFECTA DIRECTAMENTE A LOS CONTAGIADOS PERO TAMBIÉN A LOS NO CONTAGIADOS

Es notorio que durante una pandemia, todos los esfuerzos de investigación están dirigidos a la producción de una mejor comprensión de los mecanismos fisiopatológicos de la enfermedad, centrándose en los riesgos patógenos y biológicos. El objetivo de esto es reducir el contagio y el número de muertes, basándose en la formulación de medidas preventivas útiles y el descubrimiento de tratamientos eficaces, como medicamentos y vacunas. Es coherente desde el punto de vista de la supervivencia directa de nuestra especie, y de los recursos financieros disponibles, pero tiene un alcance limitado. A medida que los países de todo el mundo se ven afectados por la enfermedad de Covid-19, se observan otras cuestiones que van más allá de la enfermedad en sí. La experiencia humana demuestra que la epidemia ha marcado impactos en aspectos económicos, psicosociales y políticos, requiriendo esfuerzos y recursos de los sistemas nacionales de salud pública. Estos tienen un efecto marcado en la salud mental y duran mucho tiempo después de que la epidemia haya pasado, como lo demuestran las experiencias con el VIH, el Ebola, el Zika o el H1N1 (Tucci et al., 2017). En este sentido, muchos han sido los desafíos.

Curiosamente, hasta la fecha, las únicas medidas disponibles para hacer frente al Covid-19 son la cuarentena efectiva y el aislamiento social (Bedfort et al., 2020) y estas intervenciones se encuentran dentro del ámbito conductual. El aislamiento social, en particular, se considera la práctica de afrontamiento más eficaz, no porque bloquee complemente el contacto con el virus, sino porque tiene el efecto de retrasar el número de contagios, reduciendo así la demanda y el colapso de los servicios de salud.

Las consecuencias de la cuarentena son numerosas. Provocan la desorganización de la economía y las finanzas familiares, la dificultad de acceso a servicios e insumos, el alejamiento social de familiares y amigos, la preocupación por los familiares infectados (muchos pertenecientes a los grupos de riesgo), la inseguridad que deviene del bombardeo de noticias catastróficas, sólo por nombrar algunas.

Todas estas consecuencias que afectan el comportamiento humano, y que causan sufrimiento psicológico, pueden clasificarse como factores psicosociales, el término más omnipresente en la salud mental. Y desde la perspectiva del análisis funcional entendemos que son contingencias aversivas, por disminuir la tasa de respuestas contingentes al reforzamiento positivo (RCPR). Estas pueden llevar a la persona a desarrollar episodios de ansiedad y depresión, además de otros trastornos. Recientemente Wang, Pan, Wan, Tan, Xu, et al. (2020) estudiaron los problemas psicológicos en una población china que todavía estaba en las primeras etapas de la pandemia Covid-19. Se encontraron impactos psicológicos inmediatos, como aumento de los síntomas de ansiedad, depresión y percepción del estrés. De los 1.210 participantes que respondieron en la muestra, el 16,5% presentaba síntomas depresivos moderados a graves, el 28,8% síntomas de ansiedad de moderada a grave y un 8,1% estrés moderado a grave. Tres cuartas partes reportaron una preocupación significativa con los miembros de la familia afectados por Covid-19.

En este contexto, el servicio remoto ha sido una modalidad decisiva en la asistencia a los clientes en cuarentena. Con la Covid-19, esta demanda se ha vuelto más urgente debido a las necesidades de aislamiento social, ya que el contagio se produce presencialmente, rápidamente y a gran escala (He et al., 2020). La Comisión Nacional de Salud de China ha publicado recomendaciones que establecen los principios de las intervenciones psicológicas y cómo establecer líneas de ayuda directas (Comisión Nacional de Salud de China, 2020). Los profesionales médicos y el público en general pudieron acceder a la educación en salud mental en línea, algunos programas de inteligencia artificial (IA), servicios de consejería, libros que contenían intervenciones psicológicas en forma de autoayuda, y también terapia cognitivo-conductual en línea para la depresión, ansiedad e insomnio (Liu, Yang, Zhang, Xiang, Liu, et al., 2020).

MODALIDADES DISPONIBLES DE ATENCIÓN REMOTA EN ACTIVACIÓN CONDUCTUAL Y SUS DESAJUSTES CON LOS RETOS PRESENTADOS POR COVID-19

Históricamente, BA ha presentado versiones para aplicaciones remotas desde su formulación. Es curioso que una de las primeras versiones de BA en la década de 1970 fuera un libro de autoayuda titulado *Control your depression* (Lewinsohn et al. 1992). En ese momento, el objetivo de los autores era llegar a un público más amplio.

Actualmente, la modalidad más popular investigada en la mayoría de los estudios son las aplicaciones. Un ejemplo es una adaptación de la activación conductual breve en el tratamiento de la depresión (BADT; Lejuez et al., 2001) para una versión móvil (Dahne, et al., 2017). El Moodivate, como se le ha llamado, es una *Mobile health* (mHealth), que se utilizaría en teléfonos móviles y *tablets*. En consonancia con BATD, trae como componentes la psicoeducación sobre la depresión y el modelo conductual, el manejo de las actividades y estados de ánimo, a partir de la agenda diaria, y la propuesta de actividades reforzadoras guiadas por valores. Otras adaptaciones se han organizado dentro de esta línea, como la aplicación de BA en el tratamiento de fumadores con depresión (Heffner et al., 2019), también basado en el Cuestionário de Valores, o incluso en base a una lista que contiene un número fijo de actividades potencialmente reforzadoras (Lyet al., 2014). Un estudio reciente que comparó la modalidad BA a través de una aplicación, mas 4 sesiones presenciales versus la modalidad presencial completa encontró resultados que todavía no permiten afirmar ninguna superioridad de la aplicación (Ly et al., 2015).

Comúnmente, las adaptaciones de BA a las aplicaciones traen una enorme limitación con respecto no sólo a la adherencia, sino también a motivación o familiaridad con el uso de la tecnología.

En primer lugar, debido a que estas adaptaciones no traen una gran participación del otro, es decir, no necesitan contacto sincrónico cara a cara de la persona de un terapeuta. Como regla general, el limitado rol reservado para la interacción son correos electrónicos aislados o mensajes con connotación motivacional. Descartar este componente terapéutico fue crítico, pues históricamente es señalado como una variable relevante en los resultados positivos de la psicoterapia (Fernandes, Popovitz & Silveira, 2013). Causa una extrañeza aún mayor el hecho de que en la depresión el aislamiento social es un factor potenciador de la pérdida de refuerzos positivos. Si pensamos en los desafíos adicionales de la cuarentena, en el contexto de una epidemia, sería incluso inadmisible añadir aún más aislamiento a la vida del cliente deprimido. Él ya tiene bastante.

El segundo problema que encontramos en estas aplicaciones es que fueron formuladas desde la perspectiva de una BA centrada en aumentar la frecuencia de desempeños básicos, ya sea con la sugerencia directa de un número fijo de actividades (una herencia de la Agenda de Eventos Placenteros de Lewinsohn), o del uso del Cuestionário de Valores. Llamamos a este componente BA activación simple, o enriquecimiento de la agenda[13].

En un contexto de epidemia, como el Covid-19, muchos de los factores que pueden conducir a la intensificación de la gravedad del episodio depresivo actual, o el desarrollo del trastorno, son los problemas complejos relacionados con hacer frente a un control aversivo que interfiere con la RCPR. Por lo tanto, no sería útil aumentar las actividades básicas, como entablar conversaciones con amigos por teléfono, practicar actividades físicas guiadas en línea o incluso entretenimiento con películas y series, si lo que impacta al cliente es la falta de dinero después del desempleo, o la preocupación por la salud de un ser querido que ha sido contagiado. Las cuestiones de supervivencia se vuelven más prominentes y requieren el desarrollo de un repertorio de afrontamiento mucho más complejo.

13 Creemos que la adopción de actividades valiosas trae una mayor oportunidad de que el cliente aborde los contextos aversivos. Un valor familiar como "cuidar a mis padres" puede controlar los comportamientos de cuidado, que son difíciles para el cliente, por los diversos obstáculos que implican. Sin embargo, no podemos apostar por esta dirección natural, o la disposición a cambiar al cliente. Los controles aversivos necesariamente y deliberadamente tendrán que ser analizados funcionalmente por el terapeuta BA-IACC.

La resolución de estos problemas se vuelve estratégicamente importante, siendo fundamental para que el cliente incluso salga del cuadro de anhedonia y desamparo en la que se encuentra.

Punición, incontrolabilidad de eventos aversivos y extinción operante definen una gran parte de los controles aversivos que tendrán que ser analizados por parte del terapeuta para aplicar las intervenciones de nuestro manual que serán clínicamente útiles. Cubrimos estos contextos aversivos en el manual BA-IACC (Capítulos 8, 11 y 12).

En la epidemia, vemos que la punición ocurre en todo momento, en medidas gubernamentales y empresariales austeras que se centran en el comportamiento del ciudadano, ya sean pobres o ricos. Vemos conflictos interpersonales en la familia en cuarentena, en los que los problemas usuales terminan intensificándose con la convivencia cercana más prolongada. Además de la incontrolabilidad en los mecanismos de contagio y en el comportamiento de los miembros de la familia, en el anuncio de la muerte inminente que a menudo ocurre de una manera inevitable. Vemos la extinción operante en el duelo de las personas que lloran a sus seres queridos que se han ido, o incluso en actividades de ocio y/o trabajo ahora distantes. Encontramos desorganización del sueño, la desesperación y, por desgracia, el suicidio (Maunder et al., 2003; Xiang et al., 2020). Entendemos que hacer un enriquecimiento simple de la agenda es un componente importante, pero esto implicaría solo un apoyo en una propuesta de BA que sea seria y coherente con la dirección de estos desafíos.

BA-IACC ATENCIÓN TÉCNICA Y ÉTICA PARA LA APLICACIÓN EN TELEPSICOLOGÍA Y TELEMEDICINA

La telepsicología y la telemedicina son el uso de la tecnología para ofrecer servicios de psicología y medicina a distancia (por ejemplo, videoconferencia interactiva, texto, correo electrónico, teléfono, servicios *web*, aplicaciones móviles). Abordan la práctica clínica mediada, pero no de forma excluyente, además de otros servicios, como consejería, supervisión, entre otros.

La Asociación Americana de Psicología (APA) ha publicado recomendaciones que son adoptadas por la BA-IACC en el uso de la telepsicología. Adoptamos para consultas rápidas y organizadas la Lista de Verificación del Escritorio y Tecnología para los Servicios de Telepsicología (Apéndice 7).

Los pilares principales de las *Guidelines for the Practice of Telepsychology* (Joint Task Force for the Development of Telepsychology Guidelines for Psychologists, 2013) son (1) alertar al cliente sobre los riesgos asociados con el uso de la telepsicología, como la posibilidad de invasión y acceso de datos sensibles, y (2) la importancia del conocimiento de la tecnología que se adoptará.

Básicamente, la posibilidad de que se violen los datos se produce en diferentes niveles de procesamiento de datos, desde el *hardware* hasta el *software*, pasando por problemas derivados de las plataformas digitales disponibles, la transmisión a través de Internet, además de la calidad de los repositorios de bases de datos, físicos o en la nube, en los que se almacenará la información.

En consonancia con la APA, recomendamos que, si es posible, se haga una primera consulta presencial, con el objetivo de aclarar y caracterizar el servicio en línea para el cliente, además de presentar el formulario de consentimiento gratuito e informado para telepsicología (Anexo 3). Es interesante, además, que se comparen las características de atención presencial versus *online*, al explicar las diferencias fundamentales entre ambas modalidades. En esta sesión también recomendamos que se investiguen cuestiones prácticas durante la entrevista, como la adecuación del lugar donde consultará el cliente, la motivación para el tratamiento remoto, la garantía de privacidad y la tecnología que el cliente tiene para el servicio (por ejemplo, conexión a Internet). Es esencial que el terapeuta se asegure de que el cliente tenga habilidades para utilizar la tecnología y, para la explicación, el terapeuta debe presentar el dominio de las herramientas y procesos digitales.

Otra atención que debe presentar el terapeuta es el conocimiento del sistema sanitario de la región en el que reside el cliente, con el fin de poder derivarlo, en caso de emergencia, a los servicios hospitalarios y profesionales sanitarios competentes, así, un intento de suicidio, por ejemplo, sería adecuadamente atendido.

Alentamos el uso del Plan General de Crisis (PGC-IACC; Capítulo 13) sea completado en esta primera sesión presencial en casos de clientes con antecedentes de intento o riesgo de suicidio. En él, el cliente también proporcionará información orientada al comportamiento sobre situaciones gatillantes para la ideación e intentos de suicidio y los comportamientos involucrados en la crisis. Las circunstancias que lo hacen más vulnerable también deben ser informadas, además de las cosas que el cliente puede hacer en respuesta a la crisis.

Otras cuestiones también pertinentes, a las que se accede desde las directrices de la APA, se refieren a la atención de una práctica clínica que respeta criteriosamente el código de ética profesional. Así podemos fusionar la necesidad de supervisar la normativa profesional para el servicio online de la región en la que, y para la que se ofrece, el servicio remoto. En este sentido, las reglas para la atención online de la jurisdicción del terapeuta es, y donde está el cliente, deben ser respetadas.

Si el terapeuta y el cliente están en los estados brasileños o en el Distrito Federal, se deben respetar los lineamientos del Consejo Federal de Psicología (CFP), en el caso de ser psicólogo, o del Consejo Federal de Medicina (CFM), en el caso de ser médico psiquiatra.

En el caso de un psicólogo, las recomendaciones de la APA deben ser complementarias y de acuerdo con los lineamientos para la práctica profesional, regulados por el Consejo Federal de Psicología (CFP) en su Código de Ética Profesional (Resolución N° 10 de la PPC, de 21 de julio de 2005). En este sentido, la atención online debe estar de acuerdo con la Resolución N° 11/2018 de la CFP, que prevé la prestación de servicios psicológicos realizados a través de tecnologías de la información y la comunicación (TICs). Actualmente, es necesario inscribir al profesional en la base de datos de los consejos regionales. Básicamente, la Resolución N° 11/2018 de la PPC exige la necesidad previa de este registro, y la práctica profesional observando la observación rígida del código de ética de la profesión del psicólogo. Sin embargo, como estado de excepción, señala la atención en línea en una situación de urgencia y emergencia.

En el caso de un psiquiatra, debe respetarse la Resolución N° 1.627/2001 de la CFM, que define y regula la Ley Médica, y la Resolución N° 1.643/2002 de la CFM, que prevé el uso de telemedicina. Dentro de la psiquiatría, la telemedicina se llama telepsiquiatría. Cubre teleorientación, telemonitorización, teleinterconsulta y teleconsulta. Básicamente para el ejercicio de la telepsiquiatría, es necesario registrar al profesional interesado en una lista en los consejos regionales, y el cumplimiento de las prácticas terapéuticas también bajo el escrutinio del Código de Ética Médica, de acuerdo con la Resolución N° 2.217/2018 de la CFM.

Apéndice 1

INVENTARIO BECK (BDI-II)

Nombre: ____Edad: ______

Estado civil: _____________Sexo________Ocupación: __________________

Educación: _______________ Fecha: ____________ Puntaje total: ______

Instrucciones: Este cuestionario consta de 21 grupos de enunciados. Por favor, lea cada uno de ellos cuidadosamente. Luego elija uno de cada grupo, el que mejor describa el modo como se ha sentido las últimas dos semanas, incuyendo el día de hoy. Marque con un círculo el número correspondiente al enunciado elegido. Si varios enunciados de un mismo grupo le parecen igualmente apropiados, marque el número más alto. Verifique que no haya elegido más de uno por grupo, incluyendo el íten 16 (Cambio en los Hábitos de Sueño) y el ítem 18 (Cambios en el Apetito).

1. Tristeza

0 No me siento triste.

1 Me siento triste gran parte del tiempo.

2 Estoy triste todo el tiempo.

3 Estoy tan triste o soy tan infeliz que no puedo soportarlo.

2. Pesimismo

0 No estoy desalentado respecto de mi futuro.

1 Me siento más desalentado respecto de mi futuro que lo que solía estarlo.

2 No espero que las cosas funcionem para mí.

3 Siento que no hay esperanza para mi futuro y que sólo puede empeorar.

3. Fracaso

0 No me siento como un fracasado.

1 He fracasado más de lo que hubiera debido.

2 Cuando miro hacia atrás veo muchos fracasos.

3 Siento que como persona soy un fracaso total.

4. Pérdida de placer

0. Obtengo tanto placer como siempre por las cosas de las que disfruto.

1 No disfruto tanto de las cosas como solía hacerlo.

2 Obtengo muy poco placer de las cosas de las que solía disfrutar.
3 No puedo obtener ningún placer de las cosas de las que solía disfrutar.

5. Sentimientos de culpa
0 No me siento particularmente culpable.
1 Me siento culpable respecto de varias cosas que he hecho o que debería haber hecho.
2 Me siento bastante culpable la mayor parte del tiempo.
3 Me siento culpable todo el tiempo.

6. Sentimentos de castigo
0 No siento que estoy siendo castigado.
1 Siento que tal vez pueda ser castigado.
2 Espero ser castigado.
3 Siento que estoy siendo castigado.

7. Disconformidad con uno mismo
0 Siento acerca de mí lo mismo que siempre.
1 He perdido la confianza en mí mismo.
2 Estoy decepcionado conmigo mismo.
3 No me gusto a mí mismo.

8. Autocrítica
0 No me critico ni me culpo más de lo habitual.
1 Estoy más crítico conmigo mismo de lo que solía estarlo.
2 Me critico a mí mismo por todos mis errores.
3 Me culpo a mí mismo por todo lo malo que sucede.

9. Pensamientos o deseos suicidas
0 No tengo ningún pensamiento de matarme.
1 He tenido pensamientos de matarme, pero no lo haría.
2 Querría matarme.
3 Me mataría si tuviera la oportunidad de hacerlo.

10. Llanto
0 No lloro más de lo que solía hacerlo.
1 Lloro más de lo que solía hacerlo.
2 Lloro por cualquier pequeñez.
3 Siento ganas de llorar pero no puedo.

11. Agitación
0. No estoy más inquieto o tenso que lo habitual.
1 Me siento más inquieto o tenso que lo habitual.
2 Estoy tan inquieto o agitado que me es difícil quedarme quieto.
3 Estoy tan inquieto o agitado que tengo que estar siempre en movimiento o haciendo algo.

12. Pérdida de interés
0 No he perdido el interés en otras actividades o personas.
1 Estoy menos interesado que antes en otras personas o cosas.
2 He perdido casi todo el interés en otras personas o cosas.
3 Me es difícil interesarme por algo.

13. Indecisión
0 Tomo mis decisiones tan bien como siempre.
1 Me resulta más difícil que te costumbre tomar decisiones.
2 Encuentro mucha más dificultad que antes para tomar decisiones.
3 Tengo problemas para tomar cualquier decisión.

14. Desvalorización
0 No siento que yo no sea valioso.
1 No me considero a mí mismo tan valioso y útil como solía considerarme.
2 Me siento menos valioso cuando me comparo con otros.
3 Siento que no valgo nada.

15. Pérdida de energía
0 Tengo tanta energía como siempre.
1 Tengo menos energía que la que solía tener.
2 No tengo suficiente energía para hacer demasiado.
3 No tengo energía suficiente para hacer nada.

16. Cambios en los hábitos de sueño
0 No he experimentado ningún cambio en mis hábitos de sueño.
1a Duermo un poco más que lo habitual.
1b Duermo un poco menos que lo habitual.
2a Duermo mucho más que lo habitual.
2b Duermo mucho menos que lo habitual.
3a Duermo la mayor parte del día.
3b Me despierto 1-2 horas más temprano y no puedo volver a dormirme.

17. Irritabilidad
0 No estoy más irritable que lo habitual.
1 Estoy más irritable que lo habitual.
2 Estoy mucho más irritable que lo habitual.
3 Estoy irritable todo el tiempo.

18. Cambios en el apetito
0 No he experimentado ningún cambio en mi apetito.
1a Mi apetito es un poco menor que lo habitual.
1b Mi apetito es un poco mayor que lo habitual
2a Mi apetito es mucho menor que antes.
2b Mi apetito es mucho mayor que lo habitual.
3a No tengo en apetito en absoluto.
3b Quiero comer todo el tiempo.

19. Dificultad de concentración
0 Puedo concentrarme tan bien como siempre.
1 No puedo concentrarme tan bien como habitualmente.
2 Me es difícil mantener la mente en algo por mucho tiempo.
3 Encuentro que no puedo concentrarme en nada.

20. Cansancio o fadiga
0 No estoy más cansado o fatigado que lo habitual.
1 Me fatigo o me canso más fácilmente que lo habitual.
2 Estoy demasiado fatigado o cansado para hacer muchas de las cosas que solía hacer.
3 Estoy demasiado fatigado o cansado para hacer la mayoría de las cosas que solía hacer.

21. Pérdida de interés en el sexo
0 No he notado ningún cambio reciente en mi interés por el sexo.
1 Estoy menos interesado en el sexo de lo que solía estarlo.
2 Ahora estoy mucho menos interesado en el sexo.
3 He perdido completamente el interés en el sexo.

Puntaje total: ______

Beck, A. T., Steer, R. A., Brown, G. K. (1996). *Manual for the Beck Depression Inventory-II*. San Antonio, TX: Psychological Corporation.

Brenlla, M.E. & Rodríguez, C. (2006). Adaptación argentina del Inventario de Depresión de Beck (BDI-II). Buenos Aires: Paidós.

Apéndice 2

ESCALA DE OBSERVACIÓN DE RECOMPENSAS DESDE EL ENTORNO (EROS)

Valore en qué grado son aplicables a usted las siguientes diez frases. Tenga en cuenta la escala que está sobre las frases para elegir su respuesta.

Escala: 1 - Totalmente desacuerdo 2 - 3 - 4 - Totalmente de acuerdo	T
1. Muchas actividades de mi vida son agradables	
2. Últimamente, me he dado cuenta de que las cosas que vivo me hacen infeliz	I
3. En general, estoy muy satisfecho con la forma en que empleo mi tiempo	
4. Me resulta fácil encontrar con qué disfrutar en la vida	
5. Otras personas parecen tener vidas más plenas	I
6. Ya no me resultan gratificantes actividades que antes me agradaban	I
7. Desearía encontrar má aficiones que me divirtiesen	I
8. Estoy satisfecho con mis logros	
9. Mi vida es aburrida	I
10. Las actividades en que tomo parte normalmente salen bien	
Total	

Armento, M., & Hopko, D. (2007). The Environmental Reward Observation Scale (EROS): Development, validity, and reliability. *Behavior Therapy*, 38, p. 107-119.

Barraca, J., & Pérez-Álvarez, M. (2010). Adaptación Española del Environmental Reward Observation Scale (EROS). Ansiedad y Estrés, 16(1), 95-107.

Apéndice 3

ESCALA DE ACTIVACIÓN CONDUCTUAL PARA LA DEPRESIÓN (BADS)

Por favor, lea con atención cada frase y rodee con un círculo el número que mejor refleje su situación durante la pasada semana, incluyendo el día de hoy.

0 – Nada en absoluto 1 – 2 – 3 – 4 – 5 – 6 – Completamente cierto	0	1	2	3	4	5	6	AC	ER	TE	VS	T
1. Me quedé en la cama demasiado tiempo, aunque sabía que tenía cosas pendientes	○	○	○	○	○	○	○			—		I
2. Había ciertas cosas que tenía que hacer y que no hice.	○	○	○	○	○	○	○			—		I
3. Estoy contento por el tipo y la cantidad de coas que hice.	○	○	○	○	○	○	○	—				—
4. Me comprometí con una amplia y variada cantidad de actividades.	○	○	○	○	○	○	○	—				—
5. Acerté en mis decisiones sobre el tipo de actividades y situaciones en las que me metí.	○	○	○	○	○	○	○	—				—
6. No paré, pero no cumplí con ninguna de las metas que me había puesto para cada día.	○	○	○	○	○	○	○			—		I
7. Me moví y cumplí las metas que me había fijado.	○	○	○	○	○	○	○	—				—
8. La mayor parte de lo que hice fue para escaparme o evitar lo que me fastidiaba.	○	○	○	○	○	○	○		—			I
9. Hice cosas para evitar la tristeza y otras emociones dolorosas.	○	○	○	○	○	○	○		—			I

(*sigue*)

0 – Nada en absoluto 1 – 2 – 3 – 4 – 5 – 6 – Completamente cierto	0	1	2	3	4	5	6	AC	ER	TE	VS	T
10. Traté de no pensar en ciertas cosas.	○	○	○	○	○	○	○		—			|
11. Hice cosas incluso a pesar de lo que costaba hacerlas porque tenían que ver con mis objetivos a largo plazo.	○	○	○	○	○	○	○	—				—
12. Llevé a cabo una tarea ardua pero que merecía la pena.	○	○	○	○	○	○	○	—				—
13. Perdí mucho tiempo dando vueltas a mis problemas.	○	○	○	○	○	○	○		—			|
14. Pasé tiempo tratando de encontrar algún modo de resolver cierto problema, pero no llegué a poner en práctica ninguna de las posibles soluciones.	○	○	○	○	○	○	○		—			|
15. Con frecuencia perdí tiempo pensando en mi pasado, en gente que me había herido, en errores que había cometido, y en lo malo de mi vida.	○	○	○	○	○	○	○		—			|
16. No vi a ninguno de mis amigos.	○	○	○	○	○	○	○				—	|
17. Estuve encerrado en mí mismo y callado, incluso entre gente a la que conozco bien.	○	○	○	○	○	○	○				—	|
18. No estuve nada sociable, a pesar de las oportunidades que tuve.	○	○	○	○	○	○	○				—	|
19. Ahuyenté a la gente con mi negatividad.	○	○	○	○	○	○	○				—	|
20. Hice cosas para aislarme del resto de la gente.	○	○	○	○	○	○	○				—	|

(sigue)

0 – Nada en absoluto 1 – 2 – 3 – 4 – 5 – 6 – Completamente cierto	0	1	2	3	4	5	6	AC	ER	TE	VS	T
21. Robé tiempo a las clases/ al trabajo/sencillamente porque estaba muy cansado o no me sentía con ganas de ir.	○	○	○	○	○	○	○			—		I
22. Mi trabajo/ deberes/obligaciones/ responsabilidades se resintieron porque me faltó la energía que necesitaba.	○	○	○	○	○	○	○			—		I
23. Organicé mis actividades diarias.	○	○	○	○	○	○	○	—				—
24. Me ocupé sólo de actividades que me distrajeran lo bastante como para no sentirme mal.	○	○	○	○	○	○	○		—			I
25. Me empecé a encontrar mal cuando otros de alrededor hablaron de sentimientos y experiencias negativos.	○	○	○	○	○	○	○		—			I

Total de las subescalas: __________

BAS Total: __________

AC: subescala de "activación"; ER: subescala de "evitación/rumia"; TE: subescala de "afectación del trabajo/ educación"; VS: subescala de "afectación de la vida social"; T: puntaje total.

Kanter, J. W. et al. (2009). Validation of the Behavioral Activation for Depression Scale (BADS) in a community sample with elevated depressive symptoms. *Journal of Psychopathology and Behavioral Assessment*, v. 31, p. 36-42.

Kanter, J. W. et al. (2006). The Behavioral Activation for Depression Scale (BADS): psychometric properties and factor structure. *Journal of Psychopathology and Behavioral Assessment*, v. 29, p. 191-202.

Barraca, J., Pérez-Álvarez, M. y Lozano Bleda, J. H. (2011). Avoidance and activation as keys to depression: Adaptation of the Behavioral Activation for Depression Scale in a Spanish sample. The Spanish Journal of Psychology, 14, 998-1009. https://doi.org/10.5209/rev_SJOP.2011.v14.n2.45

Apéndice 4

ESCALA DE ACTIVACIÓN CONDUCTAL PARA LA DEPRESIÓN – FORMA CORTA (BADS-SF)

Lea cuidadosamente cada afirmación y luego encierre en un círculo el número que mejor describa la afirmación que le correspondió durante la semana pasada, incluida hoy.

0 – No en absoluto 1 – 2 – Un poco 3 – 4 – Mucho 5 – 6 – Completamente	0	1	2	3	4	5	6	AC	E	T
1. Hubo ciertas cosas que tenía que hacer pero que al final no hice.	○	○	○	○	○	○	○	I		I
2. Estoy contento/a con la cantidad y el tipo de cosas que hice.	○	○	○	○	○	○	○	_		_
3. Participé en diferentes actividades.	○	○	○	○	○	○	○	_		_
4. Tomé buenas decisiones sobre el tipo de actividades y situaciones en las que participe.	○	○	○	○	○	○	○	_		_
5. Fui una persona activa y cumplí los objetivos que me propuse.	○	○	○	○	○	○	○	_		_
6. La mayor parte de lo que hice fue para escapar o evitar algo desagradable.	○	○	○	○	○	○	○		_	I
7. Pasé mucho tiempo pensando una y otra vez sobre mis problemas.	○	○	○	○	○	○	○		_	I
8. Hice actividades para distraerme y evitar sentirme mal.	○	○	○	○	○	○	○		_	I
9. Hice cosas agradables.	○	○	○	○	○	○	○	_		_

Total: __________

AC: subescala de activación; E: subescala de evitación; T: puntaje total.

Manos, R. C., Kanter, J. W., Luo, W. (2011). The Behavioral Activation for Depression Scale-Short Form: development and validation. *Behavior Therapy*, v. 42, p. 726-739.

Lis, D. R. G.; Salguero, J. M. B., & Montoya, C. E. (2019). Propiedades psicométricas de la escala Bads Short-Form (BADS-SF) en población colombiana. Tesis, Fundación Universitaria Konrad Lorenz, Bogotá-DC.

Apéndice 5

ÍNDICE DE PROBABILIDAD DE RECOMPENSA (RPI)

Teniendo en cuenta los últimos meses, por favor conteste las siguientes preguntas usando esta escala.

1 – Muy en desacuerdo 2 – En desacuerdo 3 – De acuerdo 4 – Completamente de acuerdo	T
1. Tengo muchos intereses que me producen satisfacción/placer.	
2. Aprovecho al máximo las oportunidades que se me presentan.	
3. A menudo mis comportamientos tienen consecuencias negativas.	I
4. Hago amistades fácilmente.	
5. Hay muchas actividades que me parecen satisfactorias.	
6. Me considero una persona con muchas habilidades.	
7. Suceden cosas que me hacen sentir sin esperanza o inapropiado.	I
8. Me siento muy satisfecho con mis logros.	
9. Ha habido cambios en mi vida que me dificultan disfrutar de las cosas.	I
10. Me resulta fácil encontrar buenas maneras de utilizar mi tiempo.	
11. Tengo habilidades para obtener satisfacción en mi vida.	
12. Tengo pocos recursos económicos, y eso limita las cosas que puedo hacer.	I
13. He tenido muchas experiencias desagradables.	I
14. Pareciera como si las cosas malas siempre me sucedieran a mí.	I
15. Tengo buenas habilidades sociales.	
16. Frecuentemente otras personas me lastiman.	I
17. Las personas han sido malas o agresivas conmigo.	I
18. He sido competente en los empleos que he tenido.	
19. Me gustaría poder encontrar un lugar para vivir que trajera más satisfacción a mi vida.	I
20. Tengo muchas oportunidades de socializar con otras personas.	
Total	

Carvalho, J. P., et al. (2011). The Reward Probability Index: design and validation of a scale measuring access to environmental reward. *Behavior Therapy*, v. 42, n. 2, p. 249-262.

Buitrago, P. L. R. (2020). Propiedades psicométricas del Índice de Probabilidad de Recompensa (RPI) en población colombiana . Tesis. Fundación Universitaria Konrad Lorenz. Bogotá-DC.

Apéndice 6

RACIONALIDADE DEL LA BA

Terapia de activación para la depresión: iniciar la terapia de BA.

La depresión es un problema que puede ser un círculo vicioso para muchas personas. Es posible que esté experimentando depresión por primera vez o que haya estado experimentando durante muchos años. La depresión se puede sentir como si tuvieras una enfermedad. Algunos síntomas de la depresión pueden ser: sentirse "lento" mental y físicamente, cansarse fácilmente, tener sentimientos de culpa y auto reproche, tristeza. A medida que te sientes deprimido, haces cada vez menos y te culpas a ti mismo por actuar de esa manera. A medida que se hace más difícil hacer las cosas, te vuelves cada vez más deprimido.

Aunque a la depresión se la ha mencionado como la "gripe" de los problemas psicológicos, es importante enfatizar que tu depresión no es el resultado de algún defecto personal o un proceso de una enfermedad mental. La depresión es a menudo una señal de que algo debe cambiarse en tu vida. La mayoría de las personas pueden reconocer algunos incidentes o una serie de incidentes que fueron el detonante para la aparición de su depresión. Algunos incidentes están relacionados con la pérdida de un amor cercano, la pérdida de un sueño, pocas conquistas, dificultades diarias que parecen desesperadas y dificultades en las relaciones. Cuando la gente se deprime, en lugar de cambiar situaciones que podrían hacerlos sentir mejor, tratan de "desaparecer" y evitar el mundo. Poco a poco la depresión empeora y no sólo los problemas situacionales, sino que la depresión misma se convierte en un problema. Ahí es donde mucha gente entra en terapia.

Experimentando el problema

Se han desarrollado algunos tratamientos diferentes para la depresión. Un tratamiento eficaz se llama Activación Conductual. Con tu terapeuta trabajarás para romper el ciclo de la depresión participando en actividades que mejorarán tu funcionalidad y estado de ánimo. Sin embargo, no se tratará de cualquier actividad. Tu terapeuta te ayudará a identificar y perseguir las circunstancias que tienen que ver con tu depresión: acciones en tu vida que has dejado de tener desde que te deprimiste pero te gustaría involucrarte de nuevo, además, aquellas acciones que has tenido para evitar el mundo y a las personas a tu alrededor, y las principales situaciones que te gustaría cambiar con el objetivo de vivir una vida más productiva. Su terapeuta, de común acuerdo, trabajará guiando sus actividades hacia metas específicas que le ayudarán a hacer frente a su depresión y vivir una vida más satisfactoria. No es posible cambiar las situaciones de tu vida que te llevaron a la depresión sin interrumpir primero el proceso de evitación e inactividad en el que has caído desde que empezaste a sentirte deprimido. Puedes romper el ciclo de la depresión a través de la actividad guiada.

La actividad es más que "simplemente haz esto", que dicta el sentido común. Cuando la gente se siente deprimida, hacer las cosas que le mantendrían la vida funcionando bien, les parece algo difícil, si no imposible. Así que es bueno tener un "entrenador" o una "guía" en la persona de su terapeuta. Lo importante son las actividades significativas para ti y para tu vida. Por ejemplo, a una persona le puede gustar vivir en un ambiente limpio, pero se siente demasiado deprimida para lavar los platos. Si los lava, no importa cómo se sienta, todavía se sentirás triste, pero habrá tenido una mejora importante porque su casa estará limpia. Por otro lado, una persona que tiene un jefe rígido que estipula demandas irrazonables puede omitirse a sí misma y no defender sus ideas. Promover la asertividad hacia el jefe puede ser una actividad que le beneficiará. Las actividades en Activación Conductual son variadas y su terapeuta le ayudará a encontrar las actividades adecuadas que tienen la oportunidad de ayudar a aliviar la depresión o hacer que sienta más control sobre su vida.

Las ventajas de activarse, a pesar de los sentimientos depresivos, son claras.

Las actividades guiadas pueden conducir a un mejor estado de ánimo. Activarse a sí mismo, sin importar la depresión, puede darle una sensación de control sobre su vida. Usted puede encontrar que algunas actividades son agradables si las prueba, incluso si inicialmente encuentra que nada le trae satisfacción. Incluso aquellas actividades que no son agradables pueden darle una sensación de conquista de algo que vale la pena.

Las actividades guiadas pueden romper el ciclo de fatiga. A menudo, cuando las personas están deprimidas se sienten cansadas y agotadas. Esta puede ser una manera de evitar el mundo. Paradójicamente, permanecer en la cama y "darse un sueño extra" a menudo resulta en un mayor cansancio. Las actividades guiadas, incluso si te sientes bastante cansado, pueden hacerte sentir "energizado" y "renovado". Este es un efecto opuesto a cuando estás deprimido y te sientes cansado por otra razón. Por ejemplo, cuando estás deprimido, si participas en actividades como las tareas del hogar, es posible que termines sintiéndote bien con la tarea realizada y "energizado" para otras actividades. Por otro lado, si no estás deprimido, pero has estado trabajando muchas horas, necesitando tomar tiempo libre, iniciar un servicio doméstico te hará sentir más cansado, porque tu cuerpo te estará diciendo que necesitas descansar. Cuando estás deprimido, incluso cuando tu cuerpo te dice que necesitas descansar, necesitas activarte.

Las actividades guiadas pueden llevarte a sentirte motivado. Muchas personas que están deprimidas piensan que "sólo necesitan estar más motivadas", pero los síntomas de la depresión bloquean esa motivación. Por lo tanto, si la persona espera motivarse, esperará en vano. Irónicamente, participar en actividades, incluso cuando te sientes desmotivado para hacerlo, puede motivarte. Llamamos a este trabajo "de fuera para adentro". En otras palabras, no esperas a sentir que estás haciendo algo antes de hacerlo, al contrario, te involucras en una actividad al sentirte comprometido.

Participar en una actividad cuando estás deprimido no es fácil. Puede ser difícil para usted organizar su tiempo correctamente o participar en actividades que normalmente le gustan. A veces una actividad se vuelve tan difícil cuando uno está deprimido que incluso las cosas básicas se vuelven difíciles. Tu terapeuta entiende esto y trabajará para ayudarte a reconocer las cosas que te llevan hacia la activación, sorteando los obstáculos.

El tratamiento ayudará a resolver los problemas que dificulten su actividad productiva. Aprenderás a monitorear tu vida, a mirar las actividades diarias como si fuera una "valiosa alfombra". Aprenderás, además, cómo ciertos sentimientos están entrelazados con ciertas actividades. Aprenderás a aumentar las actividades que te hagan sentir mejor. Aquellas dirigidas a mejorar la calidad de vida te harán sentir menos deprimido porque te traerán más satisfacción, o porque simplemente te sentirás más productivo y en control de las cosas. Tu terapeuta te enseñará a planificar actividades, cómo reconocer las barreras que inician la actividad productiva y cómo incorporar nuevas actividades en la rutina para que se conviertan en nuevos hábitos que mejoren la calidad de vida. Su terapeuta lo guiará en el uso de la "agenda de eventos diarios" y el uso de la "hoja de ruta de actividades", que le ayudará en este proceso. Se le invitará a continuar en la semana con el trabajo iniciado en sesión. Usted y su terapeuta definirán las actividades que se suman al proceso de ser más activos. Tu terapeuta será tu guía. Al final, puede concluir que "activarse" como una forma de hacer frente a la depresión puede funcionar de manera más eficiente en el mundo y que su vida ha comenzado a "ponerse en marcha". Dar el primer paso y venir a terapia fue tu primera actividad guiada. Los otros pasos serán más fáciles de lo que crees.

Adaptado de Martell et al. (2001).

Apéndice 7

LISTA DE VERIFICACIÓN DEL ESCRITORIO Y TECNOLOGÍA PARA SERVICIOS DE TELEPSICOLOGÍA

Entreviste a su paciente para definir si los servicios de videoconferencia son apropiados para él.

- Evaluar el estado clínico y cognitivo del paciente : ¿puede participar eficazmente?
- El paciente tiene recursos tecnológicos para una videoconferencia – por ejemplo, webcam o teléfono inteligente?
- Considere la comodidad del paciente en el uso de la tecnología: ¿puede conectarse y utilizar eficazmente esta tecnología?
- ¿El paciente tiene espacio físico para una sesión privada de telepsicología?
- ¿Se requiere el permiso de los padres/tutores? Si es así, consiga.
- Considere la seguridad del paciente (por ejemplo, riesgo suicida) y los problemas de salud (por ejemplo, riesgo de contaminación viral, movilidad, función inmune), riesgos comunitarios y salud psicológica al decidir sobre telepsicología en lugar de atención presencial.

Tecnología

- ¿La plataforma tecnológica es consistente con las prácticas compatibles con HIPAA?
- ¿Tiene la autorización del Business Associate Agreement (BAA) del proveedor para esta tecnología?
- ¿Usted y el paciente tienen una conexión a Internet adecuada para videoconferencias?
- ¿Ha discutido con su paciente cómo conectarse y utilizar esta tecnología?
- ¿Está utilizando una contraseña de protección, conexión segura a Internet, no una conexión WiFi pública y no segura? ¿Y tu paciente? (Si no es así, existe un mayor riesgo de que sean hackeados.)
- ¿Ha comprobado si su protección antivirus/malware está funcionando para evitar que se hackeen? ¿Y tu paciente?

Local

- ¿El lugar tiene privacidad? ¿Es razonablemente silencioso?
- Asegúrese de que el entorno esté bien iluminado. Ejemplo: Una ventana delante de usted puede oscurecer el entorno o crear una visibilidad deficiente.

- Para mejorar el contacto visual, coloque la cámara para que sea fácil mirar al paciente en la pantalla.
- Considere la posibilidad de eliminar los elementos personales o distracciones que existen en el entorno detrás de usted.
- Compruebe la calidad de imagen y audio. ¿Pueden visualizarse y oírse? Asegúrese de que nadie esté en modo "mudo".
- En la medida de lo posible, ambos deben mantener el contacto visual, así como hablar claramente entre sí.

Antes de la sesión

- Analice los riesgos y beneficios potenciales de las sesiones de telesalud con los pacientes.
- Obtenga el consentimiento libre e informado de su paciente, o con el representante legal. Si el psicólogo o paciente está en cuarentena, el consentimiento informado debe firmarse electrónicamente. Considere DocHub® o DocuSign®.
- ¿Tiene un plan alternativo en caso de dificultades técnicas? ¿En caso de crisis? ¿Qué información sobre los contactos de soporte técnico tiene? ¿Conoce los recursos del lugar (por ejemplo, salas de emergencia) donde se encuentra el paciente?
- ¿Ha discutido cómo se pagarán las sesiones? ¿Tendrá que pagar el paciente si se conecta tarde o no se conecta a la sesión?
- En el caso de los menores, defina dónde permanecerá el adulto.

Inicio de la sesión virtual

- Compruebe la identidad del paciente si es necesario.
- Confirme la ubicación del paciente y registre un número de teléfono de contacto.
- Revise la importancia de la privacidad de su ubicación y la del paciente.
- Todas las personas presentes en la sesión virtual necesitan encender su cámara para que el psicólogo sepa quién está participando.
- Asegúrese de que nadie grabará la sesión sin su permiso.
- Cierra todas las aplicaciones y notificaciones en tu ordenador o smartphone. Pida al paciente que haga lo mismo.
- Lleva a cabo la sesión de la misma manera que lo harías en persona. Sé tú mismo.

Joint Task Force for the Development of Telepsychology Guidelines for Psychologists (2013). Guidelines for the practice of telepsychology. American Psychologist, 68 (9), 791-800.https://doi.org/10.1037/a0035001

Anexo 1

PLAN GENERAL DE CRISIS – BA-IACC

Nombre: ______________________________ Fecha: __________

Dirección: ______________________________

Teléfonos: ______________________________

Contactos de emergencia:

Nombre:	Dirección:	Teléfono:	Relación:
____________	____________	____________	____________
____________	____________	____________	____________

Si no puedes ponerte en contacto con tu terapeuta dentro de un período de tiempo razonable, es más probable que te pongas en contacto con las siguientes personas:

Nombre:	Dirección:	Teléfono:	Relación:
____________	____________	____________	____________
____________	____________	____________	____________
____________	____________	____________	____________
____________	____________	____________	____________

[Comportamientos en la crisis] Pensamientos, impulsos o comportamientos que tienes cuando estás en crisis:

1. ______________________________
2. ______________________________
3. ______________________________
4. ______________________________

[Situaciones gatillantes] Tipos de situaciones que provocan pensamientos, impulsos o comportamientos que tienes cuando estás en crisis:

1. ______________________________
2. ______________________________
3. ______________________________

[Operaciones motivadoras] Cosas que te hacen más vulnerable a la crisis:

1. ______________________________
2. ______________________________

Señales de advertencia de que no puede administrar eficazmente el malestar:

1. ______________________________
2. ______________________________
3. ______________________________
4. ______________________________
5. ______________________________
6. ______________________________
7. ______________________________

[Repertorio de respuesta a crisis] Cosas que puedes hacer en el momento de la crisis:

1. ______________________________
2. ______________________________
3. ______________________________
4. ______________________________
5. ______________________________
6. ______________________________

Anexo 2

DIARIO DEL SUEÑO – BA-IACC

	Lunes	Martes	Miércole	Jueves	Viernes	Sábado	Domingo
Hora en que te acuestas							
Hora en que te quedaste dormido							
Horas dormidas							
Interrupciones del sueño							
Horas en las que despertaste							
¿Siestas?							
Calidad del sueño							
Alcohol/ medicina							

Anexo 3

CONSENTIMENTO GRATUITO E INFORMADO PARA TELEPSICOLOGÍA

Yo, ________, nacionalidad ____, estado civil _____, profesión ______, documento de identidad número _____, residente en la calle ______, departamento/estado/provincia _____ del barrio _____, de la Ciudad _________, País _______, código postal _____

Declaro ser consciente de la necesidad y recomendación de aislamiento social debido al estado de calamidad pública reconocido por el Gobierno Federal, debido a la pandemia de coronavirus, COVID-19, con la consiguiente sugerencia de reducción del contacto físico entre pacientes y psicólogos, además porque el profesional psicólogo puede ser un vector potencial de transmisión al COVID-19.

Declaro que he sido informado sobre la atención y/o mantenimiento de tratamientos destinados a promover la atención emocional y mental del paciente, especialmente en la etapa actual de urgencia y emergencia de salud pública, y especialmente la atención en línea y virtual, con el uso de la Telepsicología, según lo autorizado por el Consejo Federal de Psicología – CFP (Resolución CFP Nº 11/2018).

También declaro que he sido informado que, para garantizar la confidencialidad, las llamadas se realizarán a través de plataformas encriptadas, manteniendo la confidencialidad de la información intercambiada entre psicólogo y paciente.

Por último, declaro mi conocimiento de los riesgos derivados del tráfico de información a través de la red mundial de ordenadores (Internet), teléfono y otras herramientas de comunicación tecnológica, eximiendo al psicólogo de tal responsabilidad, por lo que expreso mi consentimiento para el uso de la Telepsicología, en los términos que me fueron informados y explicados, destacando que estaba debidamente informado sobre el procedimiento de consulta y atención virtual, así como todas mis dudas fueron aclaradas por el psicólogo en el momento de la firma de este consentimiento, y además, se me dio la libertad de no consentir con esta alternativa de atención presentada.

_________________________ , ____________ de 2021.

____

Nombre del paciente: documento N°.

Referencias

Abreu, P. R. (2006). Terapia analítico-comportamental da depressão: Uma antiga ou uma nova ciência aplicada? Archives of Clinical Psychiatry, 33(6), 322-328. https://dx.doi.org/10.1590/S0101-60832006000600005

Abreu, P. R. (2011). Novas relações entre as interpretações funcionais do desamparo aprendido e do modelo comportamental de depressão. Psicologia: Reflexão e Crítica, 24(4), 788-797. https://dx.doi.org/10.1590/S0102-79722011000400020

Abreu, P. R. & Abreu, J. H. S. S. (2015a). Ativação comportamental: Apresentando o protocolo de Martell, Addis e Jacobson (2001). In: A. C. C. P. Bittencourt, E. C. A. Neto, M. E. Rodrigues, & N. B. Araripe. (Org.). Depressão: Psicopatologia e terapia analítico-comportamental., (pp. 61-70) Curitiba: Juruá.

Abreu, P. R. & Abreu. J. H. S. S. (2015b). Ativação comportamental. In: J. P. Gouveia, L. P. Santos, & M. S. Oliveira (Eds). Terapias comportamentais de terceira geração: Guia para profissionais (pp. 406-439). Novo Hamburgo: Editora Sinopsys.

Abreu, P., & Abreu, J. (2017a). La cuarta generación de terapias conductuales. Revista Brasileira de Terapia Comportamental e Cognitiva, 19(3), 190-211. https://doi.org/10.31505/rbtcc.v19i3.1069

Abreu, P., & Abreu, J. (2017b). Ativação comportamental: Apresentando um protocolo integrador no tratamento da depressão. Revista Brasileira de Terapia Comportamental e Cognitiva, 19(3), 238-259. https://doi.org/10.31505/rbtcc.v19i3.1065

Abreu, P. R., & Hübner, M. M. C. (2012). O comportamento verbal para B. F. Skinner e para S. C. Hayes: Uma síntese com base na mediação social arbitrária do reforçamento. Acta Comportamentalia, 20 (3), 367-381.

Abreu, P. R., Hübner, M. M. C., & Lucchese, F. (2012). The role of shaping the client's interpretations in functional analytic psychotherapy. The Analysis of Verbal Behavior, 28, 151-157. DOI: 10.1007/BF03393117.

Abreu, P. R., & Santos, C. (2008). Behavioral models of depression: A critique of the emphasis on positive reinforcement. International Journal of Behavioral and Consultation Therapy, 4, 130-145. DOI: 10.1037/h0100838.

Addis, M. E., & Jacobson, N. S. (1996). Reasons for depression and the process and outcome of cognitive-behavioral psychotherapies. Journal of Consulting and Clinical Psychology, 64(6), 1417-1424. http://doi.org/10.1037/0022-006X. 64.6.1417

American Academy of Sleep Medicine (2014). International classification of sleep disorders (3rd ed.) Darien, IL: American Academy of Sleep Medicine; 2014.

American Psychiatric Association (2014). DSM-5: Manual diagnóstico e estatístico de transtornos mentais. Porto Alegre: Artmed.

American Psychiatric Association. (2000). Diagnostic and statistical manual of mental disorders (4th ed., text rev.). Washington, DC: Author.

American Psychological Association. (2006). Evidence-based practice in psychology: APA presidential task force on evidence-based practice. American Psychologist, 61(4), 271-285. DOI: 10.1037/0003-066X.61.4.271.

Armento, M., & Hopko, D. (2007). The Environmental Reward Observation Scale (EROS): Development, validity, and reliability. Behavior Therapy, 38, 107-119. https://doi.org/10.1016/j.beth.2006.05.003

Arnou, R. C., Meagher, M. W., Norris, M. P., & Branson, R. (2001). Psychometric evaluation of the Beck Depression Inventory-II with primary care medical patients. Health Psychology, 20, 112-119. DOI: 10.1037//0278-6133.20.2.112.

Baer, D. M., Wolf, M. M., Risley, T. R. (1968). Some current dimensions of applied behavior analysis. Journal of Applied Behavior Analysis, 1, 91-97. DOI: 10.1901/jaba.1968.1-91.

Bankoff, S., Karpel, M., Forbes, H., & Pantalone, D. (2012). A systematic review of dialectical behavioral therapy for eating disorders. Eating Disorders, 20, 196-215. DOI: 10.1080/ 10640266.2012.668478.

Barnhill, J. W. (2015). Casos clínicos do DSM-5. Porto Alegre: Artmed.

Beck, A. (1970). Cognitive therapy: Nature and relation to behavior therapy. Behavior Therapy, 1, 184-200. http://dx.doi.org/10.1016/S0005-7894(70) 80030-2

Beck, A. T. (1963). Thinking and depression: I. Idiosyncratic content and cognitive distortions. Archives of General Psychiatry, 9 (4), 324-333. http://dx.doi.org/10.1001/archpsyc.1963.01720160014002

Beck, A. T. (2008). The evolution of the cognitive model of depression and its neurobiological correlates. The American Journal of Psychiatry 165, 969-977. https://doi.org/10.1176/appi.ajp.2008.08050721

Beck, A. T., Rush. A. J., Shaw, B. F., & Emory, G. (2012). Terapia cognitiva da depressão. São Paulo: Artmed. (Original published in 1979).

Beck, A.T., Steer, R.A., & Brown, G.K. (1996). Manual for the Beck Depression Inventory-II. San Antonio, TX: Psychological Corporation.

Bedford, J., Enria, D., Giesecke, J., Heymann. D. L., Ihekweazu. C., Kobinger G., et al (2020). COVID-19: Towards controlling of a pandemic. Lancet pii: S0140-6736(20)30673-5. DOI: 10.1016/S0140-6736(20)30673-5. [Epub ahead of print]

Bohus M., Dyer A. S., Priebe K., Krüger A., Kleindienst N., Schmahl C., ... Steil R. (2013). Dialectical behaviour therapy for post-traumatic stress disorder after childhood sexual abuse in patients with and without borderline personality disorder: A randomised controlled trial. Psychotherapy and Psychosomatics, 82, 221-233. DOI: 10.1159/ 000348451.

Bootzin, R. (1973). Treatment of sleep disorders. Paper presented at meeting of American Psychological Association, Montreal.

Bush, A. M., Manos, R. C. Rush, L. C., Bowe, W. M., & Kanter, J. W. (2010). FAP and behavioral activation. In: J. W. Kanter, M. Tsai, & R. J. Kohlenberg (Eds), The practice of Functional Analytic Psychotherapy (pp. 65-82). New York: Springer.

Callaghan, G. M., & Darrow. S. M. (2015). The role of functional assessment in third wave behavioral interventions: Foundations and future directions for a fourth wave. Current Opinion in Psychology, 2, 60-64. DOI: 10.1016/j.copsyc.2014.12.005.

Callaghan, G. M., Summers, C. J., & Weidman, M. (2003). The treatment of histrionic and narcissistic personality disorder behavior: A single-subjetc demonstration of clinical improvement using Functional Analytic Psychotherapy. Journal of Contemporary Psychotherapy, 33, 321-339. DOI: 10.1023/B:JOCP.0000004502.55597.81.

Carmody, D. P. (2005). Psychometric characteristics of the Beck Depression Inventory-II with college students of diverse ethnicity. International Journal of Psychiatry in Clinical Practice 9, 22-28. https://doi.org/10.1080/13651500510014800

Carvalho, J. P. (2011). Avoidance and depression: Evidence for reinforcement as a mediating factor. PhD diss., University of Tennessee.

Carvalho, J. P., Gawrysiak, M. J., Hellmuth, J. C., McNulty, J. K., Magidson, J. F., Lejuez, C. W., & Hopko, D. R. (2011). The Reward Probability Index: Design and validation of a scale measuring access to environmental reward. Behavior Therapy, 42(2), 249-262. https://doi.org/10.1016/j.beth.2010.05.004

Carvalho, J. P., Hopko, D. R. (2011). Behavioral theory of depression: Reinforcement as a mediating variable between avoidance and depression. Journal of Behavior Therapy and Experimental Psychiatry, 42, 154-162. DOI: 10.1016/j.jbtep.2010.10.001.

Cordova, J. V., Scott, R. L. (2001). Intimacy: A behavioral interpretation. The Behavior Analyst, 24, 75-86. DOI: 10.1007/BF03392020.

Dahne, J., Lejuez, C. W., Kustanowitz, J., Felton, J. W., Diaz, V. A., Player, M. S., & Carpenter, M. J. (2017). Moodivate: A self-help behavioral activation mobile app for utilization in primary care-Development and clinical considerations. International Journal of Psychiatry in Medicine, 52(2), 160-175. https://doi.org/10.1177/0091217417720899

Dallalana, C., Caribé, A. C., & Miranda-Scippa, A. (2019). Suicídio. In: J. Quevedo, A. E. Nardi, & A. G. Silva (Eds.). Depressão: Teoria e Clínica (pp., 123-132). São Paulo: Artmed.

Del Prette, G. (2015). O que é Psicoterapia Analítica Funcional e como ela é aplicada? In: J. P. Gouveia, L. P. Santos, & M. S. Oliveira (Eds). Terapias comportamentais de terceira geração: Guia para profissionais (pp. 310-342). Novo Hamburgo: Sinopsys.

Depression Treatment: Behavioral activation for depression (n.d.). In Division 12 of the American Psychological Association website. Retrieved October 2, 2017, from http://www.div12.org/psychological-treatments/disorders/depression/behavioral-activation-for-depression/

Dimeff, L. A., & Linehan, M. M. (2008). Dialectical behavior therapy for substance abusers. Addiction Science & Clinical Practice, 4 (2), 39-47. DOI: 10.1151/ascp084239.

Dimidjian, S., Barrera Jr, M., Martell, C., Muñoz, R. F., & Lewinsohn, P. M. (2011). The origins and current status of behavioral activation treatments for depression. Annual Review of Clinical Psychology, 7, 1-38. DOI: 10.1146/annurev-clinpsy-032210-104535g.

Dimidjian, S., Hollon, S. D., Dobson, K. S., Schmaling, K. B., Kohlenberg, R. J., Addis, M. E., et al. (2006). Randomized trial of behavioral activation, cognitive therapy, and antidepressant medication in the acute treatment of adults with major depression. Journal of Consulting and Clinical Psychology, 74, 658-670. DOI: 10.1037/0022-006X.74.4.658.

Dittrich, A., Strapasson, B. A., Silveira, J. M., & Abreu, P. R. (2009). Sobre a observação enquanto procedimento metodológico na análise do comportamento: positivismo lógico, operacionismo e behaviorismo radical. Psicologia: Teoria e Pesquisa, 25(2), 179-187. https://dx.doi.org/10.1590/S0102-37722009000200005

Dobson, K. S., Hollon, S. D., Dimidjian, S., Schmaling, K. B., Kohlenberg, R. J., Gallop, R. J., ... Jacobson, N. S. (2008). Randomized trial of behavioral activation, cognitive therapy, and antidepressant medication in the prevention of relapse and recurrence in major depression. Journal of Consulting and Clinical Psychology, 76(3), 468-477. DOI: 10.1037/0022-006X.76.3.468.

Dombrovski, A. Y., Mulsant, B. H., Houck, P. R., Mazumdar, S., Lenze, E. J., Andreescu, C., et al. (2007). Residual symptoms and recurrence during maintenance treatment of late-life depression. Journal of Affective Disorders, 103, 77-82. DOI: 10.1016/j.jad.2007.01.020.

Dougher, M. J., & Hackbert, J. A. (1994). A behavior analytic account of depression and a case report using acceptance-based procedures. The Behavior Analyst, 17 (2), 321-334. DOI: 10.1007/bf03392679.

Duran, E. P., Saffi, F, Abreu. P. R., & Neto, F. L. (2019). Psicoterapia cognitivo-comportamental e análise do comportamento na depressão. In: A. G. Silva, A. E. Nardi, A. G. Silva (Orgs.). Depressão: Teoria e Clínica. (pp. 79-92). Porto Alegre: Artmed.

Elkin, I., Shea, M. T., Watkins, J. T., Imber, S. D., Sotsky, S. M., Collins, J. F., Glass, D. R., Pilkonis, P. A., Leber, W. R., Docherty, J. P., Fiester, S. J., & Parloff, M. B. (1989). National Institute of Mental Health Treatment of Depression Collaborative Research Program: General effectiveness of treatments. Archives of General Psychiatry, 46, 971-982. DOI: 10.1001/archpsyc.1989.01810110013002

Estes, W. K., & Skinner, B. F. (1941). Some quantitative properties of anxiety. Journal of Experimental Psychology, 29, 390-340. DOI: 10.1037/h0062283.

Fernandes, T.A. L., Popovitz, J. M. B., & Silveira, J. M. (2013). A utilização da terminologia sobre os fatores comuns na análise comportamental clínica. Perspectivas em Análise do Comportamento, 4 (1), 20-32. Recuperado em 09 de abril de 2020, de http://pepsic.bvsalud.org/scielo.php?script=sci_arttext&pid=S2177-35482013000100004&lng=pt&tlng=pt

Ferro-García, R., López-Bermúdez, M. A., & Valero-Aguayo, L. (2012). Treatment of a disorder of self through Functional Analytic Psychotherapy. International Journal of Behavioral Consultation and Therapy, 7, 45-51. Retrieved from http://psycnet.apa.org/fulltext/2012-22649-008.pdf

Ferro-García, R., Valero-Aguayo, L., & Vives Montero, M. C. (2000). Aplicación de la Psicoterapia Analítica Funcional: Un análisis clínico de un trastorno depresivo. Análisis y Modificación de Conducta, 26, 291-317. Retrieved from https://extension.uned.es/ archivos_publicos/webex_actividades/4925/aplicaciondelapafunanalisisclinicodeuntrastornodepresivoferroyvalero.pdf

Ferster, C. B. (1972). An experimental analysis of clinical phenomena. The Psychological Record, 22 (1), 1-16. https://doi.org/10.1007/BF03394059

Ferster, C. B. (1973). A functional analysis of depression. American Psychologist, 28, 857-870. DOI: 10.1037/h0035605.

Ferster, C. B., & Skinner, B. F. (1957). Schedules of reinforcement. New York: Appleton.

Ferster, C. B. (1967). Arbitrary and natural reinforcement. Psychological Record, 17, 341-347. DOI: 10.4324/9781351314442-3.

Gortner, E. T., Gollan, J. K., Dobson, K. S. et al. (1998). Cognitive-behavioral treatment for depression: relapse prevention. Journal of Consulting and Clinical Psychology, 66 (2), 377-84. DOI: 10.1037/0022-006X.66.2.377.

Harvey, A. (2001). Insomnia: symptom or diagnosis? Clinical Psychology Review, 21 (7), 1037-1059. https://doi.org/10.1016/S0272-7358(00)00083-0

Hayes, S. C., Hayes, L. J., & Reese, H. W. (1998). Finding the philosophical core: a review of Stephen C. Pepper's world hypotheses. Journal of Experimental Analysis of Behavior, 50, 97-111. DOI: 10.1901/jeab.1988.50-97.

Hayes, S. C., Masuda, A., Bissett, R., Luoma, J., &Guerrero, L. F. (2004). DBT, FAP, and ACT: How empirically oriented are the new behavior therapy technologies? Behavior Therapy, 35, 3-54. DOI: 10.1016/S0005-7894(04)80003-0.

Hayes, S. C., Wilson, K. W., Gifford, E. V., Follette, V. M., & Strosahl, K. (1996). Experiential avoidance and behavioral disorders: A functional dimensional approach to diagnosis and treatment. Journal of Consulting and Clinical Psychology, 64(6), 1152-1168. DOI: 10.1037/0022-006X.64.6.1152.

Hayes, S. C., Zettle, R. & Rosenfarb. I. (1989). Rule-following. In S. C. Hayes (Org.), Rule governed behavior: Cognition, contingencies, and instructional control (pp.191-220). New York: Plenum.

Hayes, S. C., Strosahl, K. D., & Wilson, K. G. (1999). Acceptance and commitment therapy: an experiential approach to behavior change. New York: Guilford.

He, F., Deng, Y., & Li, W. (2020). Coronavirus Disease 2019 (COVID-19): What we know?. Journal of Medical Virology, 1-7. DOI: 10.1002/jmv.25766.

Heffner, J. L., Watson, N. L., Serfozo, E., Mull, K. E., MacPherson, L., Gasser, M., & Bricker, J. B. (2019). A Behavioral Activation Mobile Health App for Smokers With Depression: Development and Pilot Evaluation in a Single-Arm Trial. JMIR Formative Research, 3(4), e13728. https://doi.org/10.2196/13728

Holman, G., Kanter, J. W., Tsai, M., & Kohlenberg, J. R. (2017). Functional analytic psychotherapy made simple. Oakland: New Harbinger.

Hopko, D.R., Robertson, S.M.C. & Lejuez, C.W. (2006). Behavioral activation for anxiety disorders. The Behavior Analyst Today, 7 (2), 212-224. DOI: 10.1037/pst0000119.

Hübner, M. M. C., Abreu, P. R., Magalhães, A., Callonere, A., Reis, C., Hübner, L. (2016). Psicologia da saúde, psicologia hospitalar e análise do comportamento. In: E. C. Humes, M. E. B. Vieira, R. F. Júnior, M. M. C. Hübner, R. D. Olmos. (Eds.). Psiquiatria interdisciplinar (pp. 13-18). Barueri: Manole.

Hunziker, M. H. L. (2003). Desamparo aprendido. Tese, Instituto de Psicologia, Universidade de São Paulo. São Paulo-SP.

Jacobson, E. (1938). Progressive relaxation. Chicago: University of Chicago Press.

Jacobson, N. S., & Gortner, E. (2000). Can depression be de-medicalized in the 21st century: Scientific revolutions, counter revolutions and magnetic field of normal science. Behavior Research and Therapy, 38, 103-117. DOI: 10.1016/s0005-7967(99)00029-7.

Jacobson, N. S., & Hollon, S. D. (1996). Cognitive-behavior therapy versus pharmacotherapy: Now that the jury's returned its verdict, it's time to present the rest of the evidence. Journal of Consulting and Clinical Psychology, 64(1), 74-80. http://dx.doi.org/10.1037/0022-006X.64.1.74

Jacobson, N. S., Dobson, K., Truax, P. A., Addis, M. E., Koerner, K., Gollan, J. K. et al. (1996). A component analysis of cognitive-behavioral treatment for depression. Journal of Consulting and Clinical Psychology, 64, 295-304. DOI: 10.1037/0022-006X.64.2.295.

Jakupcak M., Roberts L. J., Martell C., Mulick P., Michael S., et al. (2006). A pilot study of behavioral activation for veterans with posttraumatic stress disorder. Journal of Traumatic Stress, 19, 387-391. DOI: 10.1002/jts.20125.

Joint Task Force for the Development of Telepsychology Guidelines for Psychologists (2013). Guidelines for the practice of telepsychology. American Psychologist, 68 (9), 791-800. https://doi.org/10.1037/a0035001

Kanter, J., Busch, A. M., & Rusch, L. (2009). Behavior Activation: distinctive features. London: Routledge.

Kanter, J., Manos, R. C., Bush, A. M., & Rush, L. C., (2008). Making behavioral activation more behavioral. Behavior Modification, 32, 780-803. DOI: 10.1177/0145445508317265.

Kanter, J. W., Baruch, D. E., & Gaynor, S. T. (2006). Acceptance and commitment therapy and behavioral activation for the treatment of depression: description and comparison. The Behavior analyst, 29(2), 161-185. DOI: 10.1007/bf03392129.

Kanter, J. W., Callaghan, G. M., Landes, S. J., Busch, A. M., & Brown, K. R. (2004). Behavior analytic conceptualization and treatment of depression: Traditional models and recent advances. The Behavior Analyst Today, 5(3), 255-274. http://dx.doi.org/10.1037/h0100041

Kanter, J. W., Mulick, P. S., Busch, A. M., Berlin, K. S., & Martell, C. R. (2006). The Behavioral Activation for Depression Scale (BADS): Psychometric properties and factor structure. Journal of Psychopathology and Behavioral Assessment, 29, 191-202. https://doi.org/10.1007/s10862-006-9038-5

Kanter, J. W., Rusch, L. C., Busch, A. M., & Sedivy, S. K. (2009). Validation of the Behavioral Activation for Depression Scale (BADS) in a community sample with elevated depressive symptoms. Journal of Psychopathology and Behavioral Assessment, 31, 36-42. https://doi.org/10.1007/s10862-008-9088-y

Kohlenberg, R. J., & Tsai, M. (1991). Functional analytic psychotherapy: A guide for creating intense and curative therapeutic relationships. New York: Plenum.

Kohlenberg, R. J., & Tsai, M. (1994). Improving cognitive therapy for depression with Functional Analytic Psychotherapy: Theory and case study. The Behavior Analyst, 17, 305-319. DOI: 10.1007/BF03392678.

Kohlenberg, R. J., & Tsai, M. (1998a). Healing interpessoal trauma with the intimacy of the therapeutic relationship. In F. R. Abueg, V. Follette, & J. Ruzek (Eds). Trauma in context: a cognitive behavioral approach (pp. 42-55). Nova York: Guilford, 1998.

Kohlenberg, R. J., & Tsai, M. (1998b). Healing interpersonal trauma with the intimacy of the relationship. In V. M. Follette, J. I. Ruzeg, & F. R. Abueg (Eds.), Cognitive-Behavioral Therapies for Trauma (pp. 305-320). New York: Guilford Press.

Kohlenberg, R. J., & Tsai, M. (2000). Radical behavioral help for Katrina. Cognitive and Behavioral Practice, 7, 500-505. DOI: 10.1016/S1077-7229(00)80065-6.

Lam, D. H., Hayward, P., Watkins, E. R., Wright, K., & Sham, P. (2005). Relapse prevention in patients with bipolar disorder: Cognitive therapy outcome after 2 years. American Journal of Psychiatry, 162, 324-329. DOI: 10.1176/appi.ajp.162.2.324.

Lam, D. H., Watkins, E. R., Hayward, P., Bright, J., Wright, K., Kerr, N., et al. (2003). A randomized controlled study of cognitive therapy of relapse prevention for bipolar affective disorder: Outcome of the first year. Archives of General Psychiatry, 60, 145-152. DOI: 10.1001/archpsyc.60.2.145.

Langhorne, P., McGill, P., & Oliver, C. (2013). The motivation operation and negatively reinforced problem behavior: a systematic review. Behavior Modification, 38, 107-159. DOI: 10.1177/0145445513509649.

Lejuez, C. W., Hopko D. R., Acierno, R., Daughters, S. B., Pagoto, S. L., (2011). Ten-year revision of the brief behavioral activation treatment for depression: revised treatment manual.BehaviorModification,35(2),111-61.https://doi.org/10.1177/0145445510390929

Lejuez, C. W., Hopko, D. R., & Hopko, S. D., (2001). A brief behavioral activation treatment for depression: Treatment manual. Behavior Modification 25, 255-286. DOI: 10.1177/0145445501252005.

Lewinsohn, P. M., & Graf, M. (1973). Pleasant activities and depression. Journal of Consulting and Clinical Psychology, 41(2), 261-268. http://dx.doi.org/10.1037/h0035142

Lewinsohn, P. M., & Libet, J. (1972). Pleasant events, activity schedules and depression. Journal of Abnormal Psychology, 79, 291-295. http://dx.doi.org/10.1037/h0033207

Lewinsohn, P. M., Biglan, A., & Zeiss, A. S. (1976). Behavioral treatment of depression. In P. O. Davidson (Ed.), The behavioral management of anxiety, depression and pain, (pp. 91-146). New York: Brunner/Mazel.

Lewinsohn, P. M., Munõz, R. F., Youngren, M. A. & Zeiss, A. M. (1992). Control your depression. New York: Fireside.

Libet, J. M., & Lewinsohn, P. M. (1973). Concept of social skill with special reference to the behavior of depressed persons. Journal of Consulting and Clinical Psychology, 40, 304-312. https://psycnet.apa.org/doiLanding?doi=10.1037%2Fh0034530

Linehan, M. (1993). Cognitive-behavioral treatment of borderline personality disorder. New York: Guilford Press.

Liu, S., Yang, L., Zhang, C., Xiang, Y. T., Liu, Z., Hu, S., & Zhang, B. (2020). Online mental health services in China during the COVID-19 outbreak. The Lancet Psychiatry, 7 (4), e17-e18. https://doi.org/10.1016/S2215-0366(20)30077-8

López-Bermúdez, M. A., Ferro-García, R., & Valero-Aguayo, L. (2010). Intervención en un trastorno depresivo mediante la Psicoterapia Analítica Funcional. Psicothema, 22, 92-98. Retrieved from http://www.psicothema.com/ psicothema.asp?id=3701

Lorenzo-Luaces, L. & Dobson, K.S. (2019). Is Behavioral activation (BA) more effective than cognitive therapy (CT) in severe depression? A reanalysis of a landmark trial. International Journal of Cognitive Therapy, 12 (2), 73-82. https://doi.org/10.1007/s41811-019-00044-8

Ly, K. H., Trüschel, A., Jarl, L., Magnusson, S., Windahl, T., Johansson, R., Carlbring, P., & Andersson, G. (2014). Behavioural activation versus mindfulness-based guided self--help treatment administered through a smartphone application: a randomised controlled trial. BMJ open, 4 (1), e003440. https://doi.org/10.1136/bmjopen-2013-003440

Mace, F. C., & Critchfield, T. S. (2010). Translational research in behavior analysis: historical traditions and imperative for the future. Journal of the experimental analysis of behavior, 93(3), 293-312. DOI: 10.1901/jeab.2010.93-293.

Magri, M., & Coelho, C. (2019). Comparação dos efeitos do treinamento de habilidades sociais e da psicoterapia analítica funcional nas habilidades sociais de um paciente com fobia social. Revista Brasileira de Terapia Comportamental e Cognitiva, 21(1), 24-42. https://doi.org/10.31505/rbtcc.v21i1.1144

Maier, S. F., & Seligman, M. E. P. (1976). Learned helplessness: Theory and evidence. Journal of Experimental Psychology: General, 105, 03-46. DOI: 10.1037/0096-3445.105.1.3.

Mairs, H., Lovell, K., Campbell, M., & Keeley, P. (2011). Development and pilot investigation of behavioral activation for negative symptoms. Behavior Modification, 35(5), 486-506. https://doi.org/10.1177/0145445511411706

Manduchi, K., & Schoendorff, B. (2012). First steps in FAP: Experiences of beginning Functional Analytic Psychotherapy therapist with an obsessive-compulsive personality disorder client. International Journal of Behavioral Consultation and Therapy, 7, 72-77. DOI: 10.1037/h0100940.

Manos, R. C., Kanter, J. W., & Bush, A. M. (2011). A critical review of assessment strategies to measure the behavioral activation model of depression. Clinical Psychology Review, 30, 547-561. https://doi.org/10.1016/j.cpr.2010.03.008

Manos, R. C., Kanter, J. W., & Luo, W. (2011). The Behavioral Activation for Depression Scale-Short Form: Development and validation. Behavior Therapy, 42, 726-739. DOI: 10.1016/j.beth.2011.04.004.

Martell, C. R., Addis, M. E., & Jacobson, N. S. (2001). Depression in context: Strategies for guided action. New York: W. W. Norton.

Matos, M. A. (1999). Análise funcional do comportamento. Estudos de Psicologia, 16 (3), 8-18. https://dx.doi.org/10.1590/S0103-166X1999000300002

Maunder, R., Hunter, J., Vincent, L., Bennett, J., Peladeau, N., Leszcz, M., Sadavoy, J., Verhaeghe, L. M., Steinberg, R., & Mazzulli, T. (2003). The immediate psychological and occupational impact of the 2003 SARS outbreak in a teaching hospital. Canadian Medical Association Journal, 168 (10), 1245-1251.

Mestre, M. B. A., & Hunziker, M. H. L. (1996). O desamparo aprendido em ratos adultos, como função de experiências aversivas incontroláveis na infância. Tuiuti: Ciência e Cultura, 6 (2), 25-47.

Michael, J. (1982). Distinguishing between discriminative and motivational functions of stimuli. Journal of the Experimental Analysis of Behavior, 37 (1):149-155. DOI: 10.1901/jeab.1982.37-149.

Miklowitz, D. J., Axelson, D. A., Birmaher, B., George, E. L., Taylor, D. O., Schneck, C. D., et al. (2008). Family-focused treatment for adolescents with bipolar disorder: Results of a 2-year randomized trial. Archives of General Psychiatry, 65 (9), 1053-1061. DOI: 10.1001/archpsyc.65.9.1053.

Miklowitz, D. J., George, E. L., Richards, J. A., Simoneau, T. L., & Suddath, R. L. (2003). A randomized study of family-focused psychoeducation and pharmacotherapy in the outpatient management of bipolar disorder. Archives of General Psychiatry, 60, 904-912. DOI: 10.1001/archpsyc.60.9.904.

Miklowitz, D. J., Otto, M. W., Frank, E., Reilly-Harrington, N. A., Wisniewski, S. R., Kogan, J. N., et al. (2007). Psychosocial treatments for bipolar depression: A 1-year randomized trial from the Systematic Treatment Enhancement Program. Archives of General Psychiatry, 64, 419-427. DOI: 10.1001/archpsyc.64.4.419.

Miklowitz, D. J., Schneck, C. D., Singh, M. K., Taylor, D. O., George, E. L., Cosgrove, V. E., et al. (2013). Early intervention for symptomatic youth at risk for bipolar disorder: A randomized trial of family-focused therapy. Journal of the American Academy of Child and Adolescent Psychiatry, 52 (2), 121-131. DOI: 10.1016/j.jaac.2012.10.007.

Mulick, P. S., Landes, S. J., & Kanter, J. W. (2011). Contextual behavior therapies in the treatment of PTSD: A review. International Journal of Behavioral Consultation and Therapy, 7 (1), 23-31. http://dx.doi.org/10.1037/h0100923

National Health Commission of China (2020). Guidelines for psychological assistance hotlines during 2019-nCoV pneumonia epidemic. http://www.nhc.gov.cn/jkj/s3577/202002/ f389f20cc1174b21b981ea2919beb8b0.shtml. Date accessed: March 28, 2020.

Neno, S. (2005). Tratamento padronizado: Condicionantes históricos, status contemporâneo e (in)compatibilidade com a terapia analítico-comportamental. Tese de Doutorado. Belém: Programa de Pós-Graduação em Teoria e Pesquisa do Comportamento, Universidade Federal do Pará.

Ng, C. L. (2015). The relationships between insomnia & depression. Journal of Family Medicine & Community Health, 2 (1), 1027. Recuperado de https://www.jscimedcentral.com/FamilyMedicine/familymedicine-2-1027.pdf

NIH State-of-the-Science Conference Statement on Manifestations and Management of Chronic Insomnia in Adults (n.d.). In National Institutes of Health. Retrieved December 2, 2019, from https://consensus.nih.gov/2005/insomniastatement.pdf

Ohayon, M. M. (2000). Epidemiology of insomnia: What we know and what we still need to learn. Sleep Medicine Reviews, 6 (2), 97-111. DOI: 10.1053/smrv.2002.0186.

Olivia, C. W., Stevens, M. (2018). Avian vision models and field experiments determine the survival value of peppered moth camouflage. Communications Biology, 1 (1). DOI: 10.1038/s42003-018-0126-3.

Parikh, S. V., Quilty, L. C., Ravitz, P., Rosenbluth, M., Pavlova, B., Grigoriadis, S., ... the CANMAT Depression Work Group. (2016). Canadian network for mood and anxiety treatments (CANMAT) 2016 clinical guidelines for the management of adults with major depressive disorder: Section 2. Psychological Treatments. Canadian Journal of Psychiatry, 61 (9), 524-539. http://doi.org/10.1177/0706743716659418

Peen, J., Schoevers, R. A., Beekman, A. T., & Dekker, J. (2010). The current status of urban-rural differences in psychiatric disorders. Acta Psychiatrica Scandinavica, 121(2), 84-93. DOI: 10.1111/j.1600-0447.2009.01438.x.

Rehm, L. P. (1977). A self-control model of depression. Behavior Therapy, 8, 787-804. DOI: 10.1016/S0005-7894(77)80150-0.

Relaxation Training for Insomnia (n.d.). In Division 12 of the American Psychological Association website. Recuperado de https://www.div12.org/psychological-treatments/treatments/relaxation-training-for-insomnia/

Resolução CFP n. 10, de 21 de julho de 2005. Aprova o Código de Ética Profissional do Psicólogo. Brasília, DF: Conselho Federal de Psicologia.

Resolução CFP n. 11, de 11 de maio de 2018. Regulamenta a prestação de serviços psicológicos realizados por meios de tecnologias da informação e da comunicação e revoga a Resolução CFP n. 11/2012. Brasília, DF: Conselho Federal de Psicologia.

Resolução CFM n. 1.627/2001. Define e regulamenta o ato profissional de médico. Brasília, DF: Conselho Federal de Medicina.

Resolução CFM n. 1.643/2002. Define e disciplina a prestação de serviços através da Telemedicina. Brasília, DF: Conselho Federal de Medicina.

Resolução CFM n. 2.217/ 2018, modificada pelas Resoluções CFM n. 2.222/2018 e 2.226/2019. Define e regulamenta o Código de Ética Médica. Brasília, DF: Conselho Federal de Medicina.

Ribeiro, J. D., Franklin, J. C., Fox, K. R., Bentley, K. H., Kleiman, E. M., Chang, B. P., & Nock, M. K. (2016). Self-injurious thoughts and behaviors as risk factors for future suicide ideation, attempts, and death: a meta-analysis of longitudinal studies. Psychological Medicine, 46 (2), 225-236. https://doi.org/10.1017/S0033291715001804

Sadock, B. J., Sadock, V. A., & Ruiz, P. (2015). Kaplan & Sadock's synopsis of psychiatry: Behavioral sciences/clinical psychiatry (Eleventh edition.). Philadelphia: Wolters Kluwer.

Saffi, F., Abreu, P. R., Lotufo Neto, F. (2011). Terapia cognitivo-comportamental dos transtornos afetivos. In: Bernard Rangé. (Org.). Psicoterapias cognitivo-comportamentais: Um diálogo com a psiquiatria (pp. 369-392). 2ed. Porto Alegre: Artmed.

Saffi, F., Abreu, P. R., Lotufo Neto, F. (2009). Melancolia, tristeza e euforia. In: Marilda Novaes Lipp. (Org.). Sentimentos que causam stress: Como lidar com eles (pp. 79-88). Campinas: Papirus.

Sarmet, I. A. G., & Vasconcelos, L. A. (2016). O conceito de generalização: Avanços na análise do comportamento. Editora: UNB.

Sateia, M. J., Buysse, D. J., Krystal, A. D., Neubauer, D. N., & Heald, J. L. (2017). Clinical practice guideline for the pharmacologic treatment of chronic insomnia in adults: an American Academy of Sleep Medicine clinical practice guideline. Journal of Clinical Sleep Medicine, 13(2), 307-349. http://dx.doi.org/10.5664/jcsm.6470

Schlinger, Jr., H. (2019). A behavior-analytic perspective on development. Revista Brasileira de Terapia Comportamental e Cognitiva, 20(4), 116-131. https://doi.org/10.31505/rbtcc.v20i4.1277

Sidman, M. (1989). Coercion and its fallout. Boston: Authors Cooperative.

Skinner, B. F. (1968). Science and human behavior. New York/London: Free Press/Collier Macmillan. (Original work published 1953).

Skinner, B. F. (1976). About behaviorism. New York: Vintage Books. (Original work published 1974).

Skinner, B. F. (1981). Selection by consequences. Science, 213, 501-504. http://dx.doi.org/10.1126/science.7244649

Skinner, B.F. (1989). Recent issues in the analysis of behavior. Columbus: Merril Publishing.

Skinner, B. F. (1992). Verbal behavior. Acton, MA: Copley Publishing Group. (Original work published 1957).

Smith, M. T., Huang, M. I., & Manber, R. (2005). Cognitive behavior therapy for chronic insomnia occurring within the context of medical and psychiatric disorders. Clinical Psychology Review, 25 (5), 559-592. DOI: 10.1016/j.cpr.2005.04.004.

Sousa, A. C. A. (2003). Trastorno de personalidade borderline sob uma perspectiva analítico-funcional. Revista Brasileira de Terapia Comportamental e Cognitiva, 5, 121-137. Retrieved from: http://www.usp.br/rbtcc/ index.php/RBTCC/article/view/76

Stimulus Control Therapy for insomnia (n.d.). In Division 12 of the American Psychological Association website. Recuperado de https://www.div12.org/psychological-treatments/treatments/stimulus-control-therapy-for-insomnia/

Sturmey, P. S. (1996). Functional analysis in clinical psychology. England, John Willey & Sons.

Tourinho, E. Z., Teixeira, E. R., & Maciel, J. M. (2000). Fronteiras entre análise do comportamento e fisiologia: Skinner e a temática dos eventos privados. Psicologia: Reflexão e Crítica, 13(3), 425-434. https://dx.doi.org/10.1590/S0102-79722 000000300011

Tucci, V., Moukaddam, N., Meadows, J., Shah, S., Galwankar, S., & Kapur, G. (2017). The forgotten plague: Psychiatric manifestations of ebola, zika, and emerging infectious diseases. Journal of Global Infectious Diseases, 9 (4), 151. DOI: 10.4103/jgid.jgid_66_17.

Van Dijk, S., Jeffrey, J., Katz, M. R. (2013). A randomized, controlled, pilot study of dialectical behavior therapy skills in a psychoeducational group for individuals with bipolar disorder. Journal of Affective Disorders, 145, 386-393. DOI: 10.1016/j.jad.2012.05.054.

Vandenberghe, L., & Ferro, C. L. B. (2005). Functional Analytic Psychotherapy enhanced group therapy as therapeutic approach for chronic pain: Possibilities and perspectives. Psicologia: Teoria e Prática, 7, 137-151. Retrieved from http://psycnet.apa.org/record/2005-11292-010

Vandenberghe, L., & Basso, C. (2004). Informal construction of contingencies in family based intervention for oppositional defiant behavior. The Behavior Analyst Today, 5, 151-157. DOI: 10.1037/h0100027.

Vandenberghe, L., Ferro, C. B. L., & Cruz, A. C. (2003). FAP-enhanced group therapy for chronic pain. The Behavior Analyst Today, 4, 369-375. DOI: 10.1037/h0100127.

Vandenberghe, L., Nasser, D. O., & Silva, D. P. (2010). Couples therapy, female orgasmic disorder and the therapist-client relationship: Two case studies in functional analytic psychotherapy. Counseling Psychology Quarterly, 23, 45-53. DOI: 10.1080/09515071003665155.

Vandenberghe, L. (2017). Três faces da Psicoterapia Analítica Funcional: Uma ponte entre análise do comportamento e terceira onda. Revista Brasileira de Terapia Comportamental e Cognitiva, 19(3), 206-219. https://doi.org/10.31505/rbtcc.v19i3.1063

Vaughn, B. V., & D´Cruz, O. N. F. (2005). Cardinal manifestations of sleep disorders. In: M. H. Kryger, T. Roth, & W.C. Dement (Eds.). Principles and Practice of Sleep Medicine, (pp. 594-601). WB Saunders: Philadelphia.

Wang, Y., & Gorenstein, C. (2013). Psychometric properties of the Beck Depression Inventory-II: a comprehensive review. Brazilian Journal of Psychiatry, 35(4), 416-431. https://dx.doi.org/10.1590/1516-4446-2012-1048

Wang, C., Pan, R., Wan, X., Tan, Y., Xu, L., Ho, C. S., & Ho, R. C. (2020). Immediate psychological responses and associated factors during the initial stage of the 2019 coronavirus disease (COVID-19) epidemic among the general population in china. International Journal of Environmental Research and Public Health, 17 (5), 1729. DOI: 10.3390/ijerph17051729.

Watanabe, N., Furukawa, T. A., Shimodera, S., Morokuma, I., Katsuki, F., Fujita, H., et al. (2011). Brief behavioral therapy for refractory insomnia in residual depression: An assessor-blind, randomized controlled trial. Journal of Clinical Psychiatry, 72, 1651-1658. DOI: 10.4088/JCP.10m06130gry.

Weeks, C. E., Kanter, J. W., Bonow, J. T., Landes, S. J. & Bush, A. M. (2012). Translating the theoretical into the practical: A logical framework of functional analytic psychotherapy interactions for research, training and clinical purposes. Behavior Modification, 36, 87-119. DOI: 10.1177/0145445511422830.

Weiss, J. M., Glazer, H. I., & Pohorecky, L. A. (1976). Coping behavior and neurochemical changes: an alternative explanation for the original "learned helplessness" experiments. In G. Serban & A. Kling (Eds.), Animal Models in Human Psychobiology, (pp. 232-269). New York: Plenum.

Weiss, J. M., Stone, E. A., & Harwell, N. (1970). Coping behavior and brain norepinefrine level in rats. Journal of Comparative and Physiological Psychology, 72 (1), 153-160. DOI: 10.1037/h0029311.

Willner, P. (1984). The validity of animal models of depression. Psychopharmacology, 3, 1-16. DOI: 10.1007/bf00427414.

Willner, P. (1985). Depression: A psychobiological synthesis. New York: Wiley.

Wilson, D. S. & Hayes, S. C. (2018). Evolution and Contextual Behavioral Science. In: D. S. Wilson, & S. C. Hayes (Eds). Evolution and Contextual Behavioral Science (pp. 1-14). Contextual Press.

World Federation for Mental Health (2012). Depression: A global crisis. Retrieved February 25, 2019, from https://www.who.int/mental_health/management/depression/wfmh_paper_depression_wmhd_2012.pdf

World Health Organization (2017). Depression and other common mental disorders: Global heath estimates. Retrieved February 25, 2019, from https://apps.who.int/iris/bitstream/handle/10665/254610/WHO-MSD-MER-2017.2-eng.pdf?sequence=1

World Health Organization. Geneva: WHO; 2018 [capturado em 18 julho. 2018] Disponível em: http://www.who.int/mental_health/suicide-prevention/en/

Xiang, Y. T., Yang, Y., Li, W., Zhang, L., Zhang, Q., Cheung, T., & Ng, C. H. (2020). Timely mental health care for the 2019 novel coronavirus outbreak is urgently needed. The Lancet Psychiatry, 7 (3), 228-229. https://doi.org/10.1016/S2215-0366(20)30046-8.

Yatham, L. N., Kennedy, S. H., Parikh, S. V., Schaffer, A., Bond, D. J., Frey, B. N., ... Berk, M. (2018). Canadian Network for Mood and Anxiety Treatments (CANMAT) and International Society for Bipolar Disorders (ISBD) 2018 guidelines for the management of patients with bipolar disorder. Bipolar Disorders, 20 (2), 97-170. DOI: 10.1111/bdi.12609.

Zettle, R. D. (2005). ACT with affective disorders. In: Hayes S.C, & Strosahl K.D (Eds). A practical guide to Acceptance and Commitment Therapy, (pp. 77-102). New York: Springer-Verlag.

Zettle, R. D. (2011). ACT for depression: A clinician's guide to using Acceptance & Commitment Therapy in treating depression. New York: New Harbinger.

Índice analítico